잘못 알려진 건강 상식

JITSU WA MACHIGATTEITA KENKOU NO 「JOUSHIKI」
ⓒ YUTAKA OKAMOTO 2011
Originally published in Japan in 2011 by DAIWA SHOBO PUBLISHING CO., LTD., TOKY
Korean translation rights arranged with DAIWA SHOBO PUBLISHING CO., LTD., TOKY
through TOHAN CORPORATION, TOKYO, and EntersKorea Co., Ltd., SEOUL.

잘못 알려진 건강 상식

오카모토 유타카(岡本裕) · 노경아 역

다산출판사

[미리 드리는 말씀]

모든 사물에는 예외가 있습니다.

소수의 예외가 있는 것을 알면서도 명쾌함을 우선하며 내용을 구성했으니 그 점을 너그럽게 보아 주시면 감사하겠습니다.

머리말

여러분에게 일단 한 가지를 묻고 싶다.

"무엇이든 열심히 하는 것은 훌륭한 일일까?"

답은 ○ 일까, ✗ 일까?

이런 질문에 여러분은 어떻게 답할까? 아마도 주저하지 않고 곧바로 "당연히 ○ 아닙니까?"라고 대답할 것이다.

사실 나도 30대 중반까지는 아무 의심 없이 '무엇이든 깊이 파고드는 것은 훌륭한 일'이라고 믿었다.

여러분도 나처럼 '무엇이든 열과 성을 다하는 것은 훌륭하고 착하며 칭찬받을 일'이라고 배웠던, 아니 엄밀히 말해 세뇌되었던 것은 아닐까?

그렇다면 단언하건대, 이 책을 끝까지 읽는 것이 이로울 것이다.

물론 무슨 일이든지 열심히 하는 것이 좋은지 나쁜지는 각자의 가치관에 따라 다르다. 따라서 그 판단에 남이 왈가왈부할 필요는 없을지도 모른다.

그런데 만약 열심히 임하는 것이 오히려 몸을 해친다면 어떨까?

하물며 식사, 운동, 생활 습관, 사고방식 또는 약과 의료에 관련하여 몸에 좋다고 믿었던 일이 알고 보니 열심히 하면 할수록 몸에 해로웠다면? 이는 결코 웃어넘길 수 없는 사태다.

사람들은 대개 어떠한 일을 한번 좋다고 믿으면 그때부터 거기에 계속 매달리게 마련이다. 심지어 주변 사람들이 말릴 수 없을 정도가 되면 사태는 더 심각해진다. 마치 애지중지 기르던 개에게 손을 물리는 꼴이다. 이쯤 되면 너무 딱해서 곁에서 지켜보기도 안쓰러워진다.

주변을 둘러보면 이런 사람이 꼭 있지 않은가?

무엇이든 한번 좋다고 생각하면 완벽하게 마스터해야 성에 차는 성실한 사람 말이다.

아니, 주변을 둘러볼 것까지도 없이 여러분 본인의 이야기인지도 모른다. 그 한결같은 자세에는 두 손을 들어 경의를 표해야겠지만……

사실 운동선수, 특히 잘 나가는 운동선수들은 의외로 수명이 짧다는 것을 아는가?

신체의 운동 능력을 최대로 끌어올린 운동선수의 수명이 길기는커녕 짧다니, '혹시 운동이 몸에 해로운 것은 아닐까?' 하는 단순한 의문을 품게 되는 것도 나 혼자만은 아닐 것이다.

한편, 요즘 '자기 건강은 자기가 지켜야 한다' 느니 '셀프 메디케이션 시대' 라느니 하는 말을 자주 듣는다. 그야말로 건강이 최고의 화두로 떠오른 시대다.

별다른 점이 없는 물건에도 '건강' 이니 '헬시' 니 이런 말을 붙이면 갑자기 날개 돋친 듯 팔리는 시대다. 이런 분위기에 편승해 한몫 챙기려는 사람들도 많다.

서점에도 '건강' 에 관한 잡지나 서적이 많이 나와 있다. 신문에서도 '건강' 과 무관한 기사를 찾아보기가 어려울 정도다. TV 프로그램 역시 '건강' 과 관련된 주제를 다루기만 하면 기본 시청률은 보장된다고 한다. '건강' 만한 단골 프로그램 소재도 없다.

이처럼 매일 엄청난 정보가 우리에게 끝없이 밀려드는 요즘, 무엇이 옳고 그른지 판단하기란 참으로 어려운 일이다.

스스로 자기 건강을 지킨다는 '셀프 메디케이션' 의 숭고한 취지에는 나도 적극적으로 찬성한다. 스스로 몸의 '자기 치유력' 을 높여 병에 걸리지 않도록, 혹은 건강하게 오래 살도록 만든다는 마음가짐 자체는 대단히 타당하고도 훌륭하다.

그러므로 중요한 점은 엄청난 정보 속에서 과연 내가 필요한 정보를 적확하게 찾아낼 수 있는가 하는 점, 그 이상도 이하도 아닐 것이다.

유감스럽게도 세상에 범람하는 방대한 정보는 대부분 쓰레기다. 그런 대량의 쓰레기 정보 속에서 자신에게 알맞은 정확한 정보만을 적확하게 찾아내기란 어떤 의미에서는 불가능한 일이다.

따라서 '초보자는 아무 생각 없이 권위자(누가 권위자인지는 모르지만)의 말만 듣고 열심히 따르면 된다'고 믿는 것이 훨씬 편할지도 모른다. 그러나 그러다 보면 앞에서 말한 운동선수들처럼 건강을 해치게 될 가능성이 크다.

한때는 내 주변에도(그러니까, 의사 중에도) 마라톤이나 트라이애슬론*에 푹 빠진 사람이 많았지만 이제는 거의 그만두었다.

새벽 마라톤으로 건강을 해친 사람은 물론 아까운 젊은 목숨을 잃은 지인까지 있으니 그럴 만도 하다.

누구나 '건강하게 오래 살기'를 바란다. 그러려면 정보를

---

* 트라이애슬론(triathlon): 수영, 사이클, 마라톤의 세 종목을 연이어 겨루는 경기. 일반적으로 수영 3.9km, 사이클 180.2km, 마라톤 42.195km가 기준이지만 엄격한 규정은 없다. 다른 말로는 철인3종 경기(네이버 국어사전).

무작정 받아들이거나 믿어서는 안 된다. 하물며 '권위자' 의 말이라고 아무 의심 없이 믿다가는 엄청난 위험에 맞닥뜨리게 될지 모른다.

그렇다면 어떻게 해야 할까? 그렇다. 그것이 문제다.

'그럼 나한테 물어보라' 는 뻔한 말을 하려는 것은 아니다. 지식은 유통기한이 짧다. 오늘의 상식은 내일의 비상식이다. 지금 아무리 중요한 상식이라 해도 내일이면 단순한 쓰레기 정보가 될 수 있다.

그렇다면 이제 그동안의 맹신, 편견, 오해를 모두 버리고 나와 함께 다시 시작해 보자.

사실은 나 역시 잘 속는 사람이다. 그렇기 때문에 편견, 오해, 맹신이 얼마나 무서운지도 잘 안다.

내가 참여하는 e-클리닉에도 다양한 질문이 매일 밀려든다. 적극적으로 질문을 받는 것도 아닌데 '신문에서 봤는데요.', 'TV에서 들었는데요.' 또는 '대학 교수가 한 말인데요.' 라고 운을 떼며 '○○라고 하는데, 사실입니까?' 라고 질문하는 사람이 많다.

솔직히 이제 질문이 너무 많아져서 감당이 안 될 정도다.

그렇다고 냉정하게 거절할 수도 없고……. 그런 고민을 하다 보니 이런 책을 써야겠다는 생각이 퍼뜩 떠올랐다.

일단 초심으로 돌아가 세상의 상식을 다시 한 번 훑어본다면 모두에게 유익하지 않을까?

이 책에서는 식생활, 영양, 운동, 스트레스, 질병, 의료 등에 관한 질문 중 e-클리닉에 많이 들어왔던 것들을 골라 싣고, 그 궁금증을 풀어나가는 방식으로 내용을 구성했다.

모두 앞으로는 잘못된 '상식'에 휘둘리지 말고 건강하게 오래 살기를 바란다. 이 책이 그렇게 사는 데 조금이라도 도움이 된다면 저자로서 큰 기쁨이겠다.

차 례

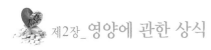

제2장_ 영양에 관한 상식

제3장_운동과 스트레스에 관한 상식

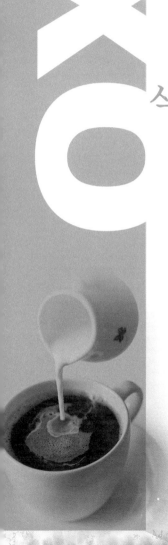

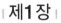

제1장

식생활에 관한
상식

다이어트는 어렵다?

먼저, 사람들이 가장 많은 관심을 갖는 주제부터 이야기해 보자.

다이어트는 어렵다고 굳게 믿는 사람이 많은데, 결론부터 말하자면 정답은 ✕ 다!

다이어트는 정말로 어려울까?

주변 사람에게 무작위로 물어본 결과, '다이어트는 굉장히 어려운 것'이라고 느끼는 사람이 상당히 많았다. 아무래도 '다이어트는 어렵다'는 것이 세상의 상식인 듯하다.

항간에 수상쩍은 '다이어트법'이 끝없이 출몰하고 다이어트 지침서가 꾸준히 팔려나가는 것도 아마 그 때문일 것이다.

쉽고도 효과적인 다이어트법은 아직 발견되지 않았다

여러분은 지금까지 다이어트 종류를 몇 가지나 접했는가? 분명 한두 가지가 아닐 것이다.

혹시 주위 사람 중에 ○○다이어트가 유행하면 ○○다이어트를 해 보고 △△다이어트가 유행하면 △△다이어트를 해 보고 또 □□다이어트가 유행하면 그때는 또 □□다이어트를 해 보는, 엄청나게 성실한 사람이 있지는 않은가?

여러분도 새로운 다이어트법이 등장하여 세간이 떠들썩해질 때마다 우왕좌왕하면서 다이어트 지침서를 사갖고 와서 효과를 검증해 보지는 않는가?

그런데도 살이 빠지기는커녕 '요요현상' 같은 부작용만 와서 다이어트(감량)는 고사하고 오히려 체중이 더 증가했다는, 웃지 못할 참담한 경험을 한 사람도 있을 것이다.

다이어트에 도전하는 사람 중 상당수가 이 같은 경험을 하면서도 새로운 다이어트법이 나타날 때마다 질리지도 않는지 몇 번이고 도전을 거듭한다. 수상쩍은 다이어트법으로 돈을 벌어들이는 업자들이 저절로 '하느님, 부처님' 하며 절하고 싶어질 만큼 '호락호락한 고객'도 무척 많은 것 같다.

바로 이 부분이 중요한 포인트다. 마음을 좀 가라앉히고 냉정하게 생각해 보자.

온갖 다양한 수단을 동원한 다이어트법이 끊임없이 등장하는 현상은 대체 무엇을 의미할까?

그렇다. 사실 지금까지 나온 다이어트법 중에는 '결정타'가 없는 것이다. 온갖 다이어트법이 범람하는 현상은 별 노력 없이 편하게 성공하는 '결정타'가 없다는 사실을 여실히 보여준다.

다이어트에 목매는 당신은 '다이어트 업자의 만만한 돈줄'

끊임없이 새로운 다이어트법이 등장하는 현실이야말로 그런 손쉬운 결정타 따위가 없다는 확실한 증거다.

만약 정말로 이상적인 다이어트법이 있다면, 그 방법이 공개되는 순간부터 모든 사람이 그 방법만 활용하게 될 것이다. 그러니 새로운 것이 속속 등장할 이유도 없다.

다이어트를 하고자 하는 사람들이 이만한 사고력과 판단력만 갖췄어도 '만만한 돈줄'이 되어 다이어트 업자에게 눈먼

돈을 갖다 바치지는 않았으리라. 그러나 현실은 참담하다.

사실 다이어트는 그렇게 어려운 일이 아니다. 하지만 이 사실이 들통 나면 더 이상 다이어트 지침서가 팔리지 않을 것이고 그렇게 되면 다이어트 업자들의 밥줄도 끊어지고 만다.

즉 '다이어트는 굉장히 어렵다'는 생각이 세간의 상식이 되어야 다이어트 업자들도 계속 장사를 할 수 있다.

내 이야기가 다소 지나치게 들릴지도 모르지만 이는 지극히 일반적인 생각이 아닐까?

원 푸드 다이어트(One Food Diet)의 실상

누구나 뻔히 아는 사실이지만 아무것도 먹지 않으면 살이 빠지게 되어 있다.

몸이 아플 때를 생각하면 금세 이해가 될 것이다. 일부러 굶든 먹을 것이 없어서 굶든, 굶으면 누구든 간단하고 확실하게 감량에 성공할 수 있다.

이것은 너무나도 당연한 일이다. 체중은 '인(먹는 양)과 아웃(운동량)'이 일치하지 않을 때 증감한다. 따라서 아웃(out)은 그대로인데 인(in)이 줄어들면 살을 빼기 싫어도 살이 빠지게 되어 있다.

이 지극히 당연한 원리, 즉 '몸이 아프면 살이 빠진다'는 사실을 교활하고 교묘하게 이용한 것이 바로 '원 푸드 다이어트'로 대표되는 수상쩍은 다이어트법이다.

양배추, 사과, 바나나……. 심지어 케이크나 초콜릿이라도 상관없다. 한 가지 음식만 계속 먹다 보면 영양 균형이 무너져 몸 상태가 점점 나빠지고 결국은 병을 얻게 되는데, 이 때문에 체중이 급격히 줄어드는 것이다.

그것이 바로 ○○다이어트, △△다이어트, □□다이어트 등의 이름으로 최근에 크게 유행하는 다이어트법의 정체다.

여기서 확실히 단언하건대, 원 푸드 다이어트는 쓸데없이 수명을 단축하는 일이다.

다만, 이를 감수할 만큼 다이어트가 가치 있는 일인지는 각자의 가치관에 따라 판단할 일이므로 다른 사람이 간섭할 여지가 없다.

여하튼 원 푸드 다이어트처럼 영양의 편중을 교묘하게 이용하여 건강을 해치면서까지 체중을 감량하는 어리석은 다이어트법에는 특별한 주의가 필요하다.

거듭 말하지만, 다이어트(감량)의 원리는 무척이나 단순하다. 섭취하는 열량(인)과 사용하는 열량(아웃)의 균형에만 주목하면 된다.

　이 정도는 내가 굳이 말하지 않아도 잘 알고 있겠지만 말이다.

☕ 급하게 살을 빼면 안 된다

　다이어트를 하는 사람들이 자주 저지르는 잘못이 또 하나 있다. 바로 단기간에 살을 빼려고 하는 것이다.

　물론 그 마음은 잘 안다. 한 달에 10kg이나 감량했다는 등 눈이 번쩍 뜨일 만한 홍보 문구에 귀가 솔깃해지는 것도 이해한다.

　그러나 거기에는 큰 함정이 도사리고 있다.

　우선 급하게 살을 빼려면 너무 큰 스트레스 부하(무리)가 따른다. 그래서 자연히 다이어트를 오래 지속하기 어려워지고 그 결과 도중에 포기하는 탈락자가 늘어난다.

　그만큼 지속하기가 어렵기 때문에 다이어트에 성공한 소수의 사람들이 더욱 각광받는 것이다.

　실제로 단기간에 살을 빼려고 과감하게 도전하는 사람들 대부분이 중도에 좌절한다.

게다가 이렇게 좌절한 사람에게는 또 다른 시련이 기다리고 있다. 바로 악명 높은 '요요현상'이다. 요요현상이 찾아오면 다이어트에 도전하기 전보다 더욱 살이 잘 찌는 체질로 바뀌므로 결과적으로 몸무게는 더 늘어난다.

이렇듯 단기간에 살을 많이 빼려다가 도중에 좌절하면 대부분 요요현상을 경험하게 된다. 그러면 살이 찌기 쉬워진 만큼 (거꾸로 말해 살이 잘 빠지지 않게 된 만큼) 재도전하기도 어려워진다.

왜 요요현상이 찾아오는가?

원래 인간의 몸은 다이어트에 적합하지 않다. 비단 인간뿐만 아니라 모든 생명체에게 있어 살이 빠지는 현상은 곧 위기를 의미한다. 이는 에너지원이 부족하다는 신호이기 때문이다.

따라서 생명체의 구조는 살이 빠지지 않도록 형성되었으며, 또 그런 방향으로 긴 세월을 거쳐 진화해 왔다. 좀처럼 체중이 줄지 않는 것도 사실은 '진화의 성과' 중 하나인 것이다.

실제로 인류의 역사는 기아와의 전쟁 그 자체였으며 그 과정에서 인간의 몸은 나름대로 기아에 맞설 지혜를 습득해

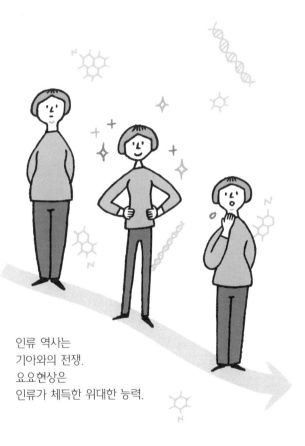

인류 역사는
기아와의 전쟁.
요요현상은
인류가 체득한 위대한 능력.

왔다. 그 지혜가 바로 '요요현상'이라는 위대한 기능이다. 즉 요요현상은 우리 몸이 진화를 통해 얻은 지혜의 정수라 할 수 있다. 덕분에 우리는 눈부신 진화 과정을 거쳐 기아에 특히 강한 몸을 갖게 된 것이다.

반면 우리 몸은 현대에 들어서 나타난 과식의 문제에 대해서는 완전히 무방비 상태다. 과식이란 인류가 그 긴 역사를 통틀어 전혀 경험한 적도 상상한 적도 없는 환경이기 때문이다.

물론 앞으로 수천 년 후라면 이야기가 또 달라질지도 모르지만 말이다.

요컨대 우리의 몸은 다이어트에 실패를 거듭할수록 살이 빠지지 않는 체질로 바뀌게 되어 있다.

사실 연비가 점점 좋아지는 셈이니 딱히 나쁘다고만은 말할 수 없다. 하지만 결과적으로 다이어트(감량)에서는 까마득히 멀어지게 된다.

'한 달에 2kg'만 감량하면 요요현상이 없다

어떻게 해야 요요현상 없이 확실히 감량할 수 있을까?

이는 어찌 보면 어렵고 어찌 보면 쉬운 일이다.

풀어 말하면, 얼마간의 노력이 필요하다는 점에서는 어렵고 적은 노력만으로도 충분하다는 점에서는 아주 간단한 일이라 할 수 있다.

눈치 빠른 사람은 벌써 알아챘을 것이다. 왜 내가 단기간에 살을 빼기가 어렵다는 이야기로 첫마디를 꺼냈는지.

바로 '몸이 눈치 채지 못하게 천천히 감량하는 것'이 답이기 때문이다. 그렇게 하면 약간의 노력만으로도 누구나 확실히 감량할 수 있다. 적어도 나는 지금까지 이 방법을 사용해서 실패했다는 사람을 본 적도 들은 적도 없다.

단기간에 살을 빼는 데는 큰 노력이 필요할지 모르지만 **천천히 살을 빼는 데는 아주 적은 노력만 있어도 된다. 게다가 효과도 확실하다.**

구체적으로는 감량 목표 체중을 한 달에 2kg 이내로 제한하는 것이 성공을 보장하는(거의 100%, 심지어 요요현상 없이) 최고의 다이어트 정공법이다.

"고작 한 달에 2kg이라니 너무 쩨쩨하잖아!"라고 말하는 사람도 있을지 모르지만 이 역시 냉정하게 생각할 필요가 있다.

한 달에 2kg이면 1년에 24kg이다.

어떤가? 결코 적은 체중이 아니다.

누구나 이 원칙만 제대로 이해하고 실행한다면 안전하고 확실하게 또 아주 적은 노력으로 감량에 성공할 수 있다.

다만, 이 방법에도 결점이 있다. 결코 세간의 각광은 받지 못한다는 것이다. 이 방법으로 다이어트 책을 내기도 어려울뿐더러 어쩌면 처음 몇 개월 동안은 살이 빠진 것이 전혀 티가 나지 않을지도 모른다.

그렇지만 이 감량법이 가장 효과적인 것만은 확실하다.

🥛 감량의 세 가지 원칙

단기간에 살을 많이 빼려고 헉헉대는 것은 그다지 현명한 방법이 아니다. 그러나 한 달에 2kg이라면 감량하기도 쉽고 요요현상을 걱정할 필요도 없다.

그 원칙은 아주 간단하다.

- 일주일에 하루나 이틀은 두 끼만 먹는다.
- 간식은 되도록 먹지 않는다.
- 매일 체중을 잰다.

살을 빼려는 필사의 각오와 앞에서 언급한 최소한의 노력만 있으면 다이어트에 확실히 성공할 수 있다.

　"싫어요. 이만한 노력도 귀찮다고요!"
　"더 쉬운 방법은 없나요?"
라고 한다면, 분명 살을 빼고 싶은 절실함이 부족한 사람일 것이다. 그렇게 정말로 살을 뺄 생각조차 없다면 그대로 살아도 아무 문제가 없지 않을까?

　게다가 실제로는 약간 통통한 사람이 건강하게 오래 산다고 한다. 그런 사람들이 산이나 바다에서 조난당했을 때도 살아서 구출될 확률이 훨씬 높다. 그러니 이러한 태도를 보이는 사람이라면 살을 빼지 않는 편이 훨씬 낫다.

🥛 다이어트 서적도 필요 없다

　한편, '외모도 능력'이 되어버린 시대에 살고 있으니 어쩔 수 없이 살을 빼야겠다는 사람이라면 그만한 각오와 노력이 필요하다.

　그래봤자 앞에서 말한 간단한 세 가지 원칙을 실행하기만 하면 되니 어려울 것은 전혀 없다. 다이어트는 원리만 완벽히 이해하면 굉장히 쉽다.

내 주변에도 기분에 따라 2~3개월에 5kg 정도는 고무 줄처럼 줄였다 늘렸다 하는 사람이 많다. 이처럼 다이어트는 쉬운 일이다.

이렇게 단언하는 순간, 다이어트 책이라도 써서 살짝 돈을 벌어볼까 했던 내 계획도 수포로 돌아가고 말았다. 어쨌든 다이어트란 그만큼 쉬운 일이다.

식물성 식품은 몸에 좋다?

　이제 좀 더 본격적인 주제로 들어가 보자. 이런 상식은 어떨까?

　자신을 '채식주의자'로 소개하는 사람에게서는 굉장히 건강한 인상을 받게 된다.

　이처럼 '식물성＝몸에 좋다'는 도식이 사람들 대부분의 머릿속에 상식으로 입력되어 있다면 이 주제에는 ○가 매겨질 가능성이 크다.

　그러나 이쯤에서 이야기를 끝낸다면 너무 깊이가 없지 않을까? 사실은 오히려 여기부터가 핵심이다. 식물성은 무조건 OK, 동물성은 무조건 ✕라는 사고방식은 매우 위험하다.

　명쾌하게 식물성은 전부 ○, 동물성은 전부 ✕라면 간단하겠지만, 자연은 그렇게 인간에게만 유리하도록 만들어지지 않았다. 사실 세상이 그렇게 단순명료하게 돌아가는 것이 더 이상하다.

'식물성'과 함께 '천연', '내추럴'이라는 말도 짚고 넘어가야겠다.

식물성이라면 무조건 좋다는 식으로 떠벌리는 것이 문제일 수도 있지만 '식물성'이니 '천연'이니 하는 말에 깜빡 속아 넘어가기가 쉽다.

'자연'이라는 말을 예로 들어 보자. 듣는 순간 왠지 모르게 좋은 느낌이 들지 않는가?

그래서인지 '자연'이라는 말이 앞에(뒤에도 마찬가지) 붙어 있기만 해도 그 제품이 좋다고 착각하는 사람이 많다.

그러나 여러분도 잘 알듯이 자연이 항상 인간에게 친절한 것은 아니다. 자연 재해가 그 단적인 예로, 자연은 인간에게 무자비하고 불합리한 존재로 작용할 때도 많다.

독이 되는 식물이 더 많다

만약 식물이 무조건 몸에 좋다고 생각했다면 이제 그 생각을 바꾸는 게 좋다.

사람이 먹을 수 있는 식물은 극히 소수에 불과하다. 오히려 사람에게 독성으로 작용하는 식물의 수가 압도적이다.

채소든 과일이든 버섯이든, 설사 먹을 수 있다 해도 그 식물의 모든 성분이 사람에게 이로운 것은 아니다. 오히려 독성분이 더 많다.

우리 인간은 자연이 제공한 식물을 취사선택하면서, 그것도 여러 가지를 골고루 조합하여, 심지어 거기에 포함된 독성을 되도록 현명하게 희석시켜 가면서 생명을 유지하는 데 필요한 영양을 섭취해 왔다. 모든 식물이 몸에 좋지 않다는 사실을 알았기 때문이다.

우리는 자칫하면 인간의 관점으로만 사물을 판단하기 쉽다.

자연이 인간을 위해 존재한다는 오만한 생각을 하는 것 역시 '인류는 만물의 영장'이라는 불합리한 고정관념이 머릿속에 뿌리내려진 탓이 아닐까?

하지만 관점을 조금만 바꿔 보면 금세 깨닫게 된다.

과연 식물은 우리 인간을 위해 맛있는 열매를 맺을까? 인간에게 맛있는 음식을 제공하기 위해 뿌리와 잎을 뻗는 것일까?

상식적으로 생각해도 결코 그렇지 않다는 것을 알 수 있다.

100% 몸에 좋은 음식은 없다

아마도 식물은 익은 열매가 그대로 땅에 떨어져 흙속에 묻히기를 바랄 것이다. 그런데 인간이 그런 의도를 비웃기라도 하듯 열매를 날름 먹어 버리면 식물은 자손을 남기기가 어려워진다.

식물로서는, 열매 속에 독을 조금 섞어 인간(동물)이 먹지 못하게 만드는 것이 극히 자연스러운 반응이 아닐까?

여러분도 식물이었다면 분명 그렇게 했을 것이다. 즉 인간에게 순종적으로 보이는 식물도 100% 우리 편은 아니라고 생각해야 한다. 식물은 우리에게 결코 호의적이지만은 않다.

이처럼 인간에게 100% 완벽하고 호의적인 식물은 없기 때문에 아무리 양배추와 바나나가 몸에 좋다고 해도 한 가지만 먹으면 오히려 건강을 해치게 된다.

그 전형적인 사례가 앞에서 말한 양배추 다이어트, 바나나 다이어트 등등 너무 많아서 일일이 열거할 수도 없는 원푸드 다이어트다. 몸을 망가뜨려 살을 빼다니 얼마나 어리석은 일인가!

인간에게 100% 좋은 식물도 100% 나쁜 식물도 없다. 그래서 한 가지 음식만 먹으면 건강을 망친다. 그러므로 **비교적**

몸에 좋다고 여겨지는 식물을 골고루 먹는 것이 정답이다.

아무리 몸에 좋은 식물이라도 그것만 먹으면 몸이 망가지게 되어 있다. 이것이 자연의 섭리다.

독자 여러분도 대중매체 등에 휘둘리지 않도록 거듭 조심하기 바란다. 너나 할 것 없이 한 가지 식품을 사러 슈퍼마켓에 몰려드는 모습이라니, 얼마나 서글프고 어이없는 풍경인가!

식물성 기름이 심장병을 초래할 수도 있다

다음으로 언급할 '생 채소'와 '프레시 채소'라는 말도 느낌이 무척 좋은 말 중에 하나다.

그러나 여기에도 위험이 도사리고 있다. 식물의 날것에는 미량이나마 해로운 물질이 들어 있는데 생 채소를 먹으면 그것을 그대로 먹게 된다. 게다가 생 채소는 부피가 어마어마한 탓에 많이(양 또는 종류를) 먹고 싶어도 그럴 수가 없는 것이 단점이다.

그래서 최근에는 '찐 채소'가 유행이다.

생 채소가 나쁘다는 말은 아니다. 다만, **찐 채소는 대량**

섭취가 가능하다는 점에서 약간의 비타민 등 영양 손실을 무시할 수 있을 정도의 장점이 있다는 것만 기억해 두자.

다 아는 사실이겠지만 또 덧붙이자면, 식물성 기름도 무조건 몸에 좋지는 않다.

식물성 기름의 주성분인 불포화 지방산은 쉽게 산화되는 단점이 있다. 특히 옥수수유나 해바라기씨유 등에는 리놀산이 많아서 지나치게 섭취하면 심장병(심혈관 질환) 등이 발생할 위험이 높아진다고 한다.

식물성 기름이라고 해서 무조건 OK는 아니라는 말이다.

체력을 보충하려면 고기를 먹어라?

그럼 이건 어떨까?

이 주제에 관해서도 찬반양론이 갈릴 듯 싶다.

"고기는 건강에 나쁘다!"

"아니다, 고기를 먹어야 체력이 유지된다!"

둘 다 일리 있는 말이지만 아무래도 세간의 추이로 보아 이 주제는 점점 ✕에 가까워지는 듯하다.

'요즘 노인들은 고기도 잘 먹기 때문에 장수한다.'는 의견을 주장하는 의사나 연구자들도 있으나 그들의 입지는 최근 들어 점점 위태로워지고 있다.

우리는 수많은 암 환자(약 3천 명)를 10년 가까이 추적 · 관찰하고 있는데, 그 결과 고기를 섭취하는 암 환자 쪽이 그렇지 않은 암 환자에 비해 일찍 사망하는 경향이 있다.

적어도 고기를 먹지 않는 암 환자가 치료 경과도 현저히 좋고 훨씬 오래 사는 것이 사실이다.

요양원에 가 보아도 마찬가지다. 고기를 전혀 먹지 않는 노인이 많지만 그들의 체력이 특별히 떨어진다거나 몸 어딘가에 이상이 있는 것 같지는 않다. 오히려 그들이 고기를 많이 먹는 노인보다 건강하게 오래 사는 것처럼 보인다.

이렇게 살펴본 결과, 이 주제는 ✕라고 단언할 수 있을 것 같다.

육식은 건강에 바람직하지 않다

한편, 동양인보다 고기를 많이 먹을 것 같던 서양 사람들 모두가 실제로 고기를 많이 먹지는 않는다는 사실이 밝혀졌다.

물론 서양인들은 고기를 많이 먹는 사람과 고기를 전혀 안 먹는 사람들로 양분화되어서 평균으로 따지면 아무래도 동양인보다는 육류 섭취량이 다소 많을지도 모른다.

그러나 특히 '기득권층(establishment)'이라 불리는, 소위 지식인(이 단어는 개인적으로 별로 좋아하지 않지만)들은 최근에 고기를 점점 더 적게 먹는 추세다.

동양의학에서도 특히 암 환자에게는 기본적으로 소, 돼지뿐 아니라 닭고기까지 포함한 모든 육류를 피하라고 조언

한다(섭취를 완전히 중단하지는 않는다 해도).

또한 건강을 우선시하는 사람들이 최근 식재 선택의 기준으로 흔히 활용하는 '디자이너 푸드 리스트(designer's food list, 미국 국립 암 연구소가 만든 암 억제 효과가 있는 식재 리스트)'에도 육류는 전혀 기재되어 있지 않다.

즉 적어도 암 치료나 예방에는 육류가 바람직하지 않은 것이다. 또한 육류는 건강에 대체로 좋지 않은 영향을 미치므로 되도록 피하는 것이 좋다.

사실 육류를 반드시 섭취해야 한다는 명확한 근거는 어디에도 없다.

이 주제 첫머리에 언급한 '육류를 먹는 노인은 건강하다.'는 주장 역시, '음식을 가리지 않는 노인이 육류도 종종 먹기 때문에 건강하다.'는 사실의 연장선상에 있는 것이 아닐까?

적어도 내가 방문했던 요양원에서는 고기 요리를 줄였더니 노인들이 확실히 건강해졌다고 한다. 그래서 그곳은 의도적으로 육류를 줄여서 노인들의 건강을 유지하는 데 힘쓰고 있다.

🥤 육류는 기호품

한발 물러서서, 육류의 효용에 대해 생각해 보자. 육류는 단백질과 지방 덩어리이므로 에너지원으로서는 매우 좋은 식재일 수 있다.

육류가 보급되면서 우리 인류는 단백질과 지방을 손쉽게 섭취하게 되었다. 덕분에 사람의 물리적인 내구력, 예를 들어 산이나 바다에서 조난된 경우의 생존율이 현저히 개선된 것은 사실이다.

따라서 고기를 좋아하던 사람이 억지로 고기를 끊을 필요까지는 없다. 하지만 고기를 싫어하는 사람이 억지로 고기를 먹어야 할 이유도 없다. 그 편이 몸에는 오히려 이롭다.

정육점에 원한이 있는 것은 아니지만, 원래 사람은 초식 동물이 아닐까 싶다. 물론 인류의 식성은 시대마다 바뀌었으니 그에 따라 '원래'의 기준도 달라져서 이야기는 판이하게 달라질 것이다.

그래도 지극히 보통 사람의 눈으로 보았을 때 사람은 그다지 강인한 동물이 아니다. 다른 동물, 특히 맹수를 잡아먹으며 살아남았다고는 도저히 생각할 수 없을 정도다. 특히 동

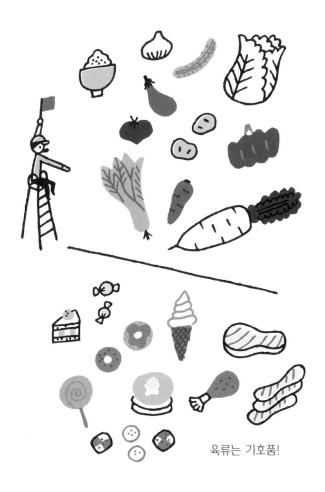

육류는 기호품!

아시아인의 경우, 선조들이 섭취했던 동물성 단백질은 기껏해야 어패류 정도가 아니었을까?

조개 무덤 등을 보아도 우리 선조는 나무 열매나 어패류를 주로 먹었던 것 같다. 이 사실로 미루어보아 육류가 우리 몸에 잘 맞지 않는다는 주장에도 일리가 있다.[01]

나도 고기를 먹기는 한다. 때때로 스스럼없는 친구들과 시끌벅적, 들썩들썩, 쓸데없는 이야기꽃을 피우며 고기 파티를 즐기기도 한다.

그렇다면 고기를 아예 기호품으로 생각하면 머릿속이 깨끗하게 정리될 것 같다. 필수 식품은 아니지만 때때로 인생을 풍성하게 하는, 케이크나 사탕 같은 기호식품으로 생각하면 어떨까?

---

01 인류는 빙하기였던 구석기 시대에 수렵을 통해 주로 육식을 했으나 신석기 시대에 들어와 기온이 올라가면서 식물이 무성해지자 채식과 육식을 병행하게 된다. 단, 기후와 풍토의 차이 때문에 북방 인종은 육식을 주로 하게 되었고 남방 인종은 식물성 식품을 주로 먹게 되었다. 한국은 북위 33~43°인 온대 지방에 위치하고 3면이 바다로 둘러싸여 있으며 연안에는 한류와 난류가 교차하여 흐르므로 예로부터 어패류를 많이 식용해 왔다. 그러나 수렵에 능한 북방 민족의 영향을 받아 수조(獸鳥) 육류를 다루는 기술이 발달했고, 그 조리법도 숙달되었다(출처: 두산백과 '육식').

🥛 철분의 과다 섭취는 NG

이 주제가 끝나기 전에 아무래도 짚고 넘어가야 할 중요한 문제가 있다. 바로 고기가 어째서 몸에 좋지 않은가 하는 문제다.

우선 첫째, 고기에는 포화 지방산이 너무 많다. 포화 지방산은 기본적으로 몸에 해로운 물질이다. 이에 대해서는 별다른 반론이 없을 것이다.

그리고 둘째, 고기에는 철분이 너무 많다. 이 점에 대해서는 '철분은 몸에 꼭 필요한 필수 미네랄이 아닌가?' 하고 고개를 갸웃거리는 사람이 많으리라 생각한다.

물론 그것은 사실이다. 특히 젊을 때는 철분을 많이 섭취하면 건강에 이롭다. 그러나 나이가 많아질수록 철분은 몸에 해로운 영향을 미친다.

즉, 철분의 과다 섭취는 NG다.

셋째, 육류의 단백질은 아미노산 조성(조합)이 썩 좋지 않다. 아미노산의 조성이 좋지 않으면 신장과 간장에 쓸데없는 부담을 주게 된다.

그리고 넷째, 육류를 굽거나 튀기면 AGEs(advanced

glycation end products, 최종당화생성물)라는 어려운 이름의, 탄단백질과 당이 이상하게 엉겨 붙은 해로운 물질이 생겨난다.

이는 혈관 장해를 일으키거나 알츠하이머병, 암의 증식·전이를 부추기는 것으로 추정되는 물질이다.

육식을 신봉하는 사람이 적지 않아서 다시 한 번 강조하는데, 고기를 싫어하는 사람에게 고기를 억지로 권하지는 말자.

고기를 좋아하는 사람까지 당장 고기를 끊을 필요는 없지만 고기를 적극적으로 먹어서 이로울 일도 없다는 말이다. **육식은 되도록 피하는 편이 좋다.**

그리고 나이를 먹을수록 육류의 섭취 빈도(섭취량)를 줄여야 한다.

고기를 기호품으로 생각하며 그 섭취량을 조금씩 줄여나가면 더욱 건강하게 오래 살 수 있다.

하루 세 끼를 꼬박꼬박 챙겨 먹어야 한다?

이 주제에 대한 의견이 분분해 보이지만, 요즘은 대체로 ○가 우세한 것 같다.

신체 활동에 필요한 열량이 충분히 확보된 덕분에 종전 이후부터 전염병으로 죽는 사람이 현저히 줄어 인류의 평균 수명은 길어졌다.

열량은 곧 동력원, 즉 자동차의 연료(가솔린이나 전기)에 해당한다. 연료가 고갈되면 차가 움직이지 못하는 것과 마찬가지로 사람도 열량이 없으면 움직이지 못하여 결국 사망에 이르게 된다.

이런 의미에서는 연료를 더 많이 확보해 두는 편이 아무래도 유리할지 모른다. 그렇다면 이 주제의 결론은 ○쪽으로 기울어지는 듯 보인다.

그러나 지금의 우리는 항상 먹을 것이 부족했던 예전과는 전혀 다른 환경에서 살고 있다.

상식적으로 생각해 보면 열량 과잉이 일상화된 요즘에는 일부러 열량을 확보할 필요가 없다.

그러므로 이제는 예전과는 반대로 열량을 어떻게 줄일지 생각해야 한다. 대체로 과식하는 경향이 있는 현대인은 이미 만성적인 열량 과잉 상태(편식 때문에 만성적인 영양 부족 상태이기도)에 처해 있다. 이 사실은 여러분도 이미 알고 있을 것이다.

또 배를 70~80%만 채운다는 느낌으로 약간 모자란 듯이 먹어야 장수한다는 것도 불변의 진리다.

'그런데 왜 세 끼를 꼬박꼬박 먹어야 하는가?' 라는 단순한 의문을 품게 된다. 건강하게 오래 살려면 가능한 한 열량 섭취를 줄이는 편이 오히려 유익하지 않을까?

더구나 요즘 우리는 몸을 거의 움직이지 않는다. 옛날 사람들은 하루에 10km 정도 걷는 것이 일반적이었는데, 현대인의 운동량은 그에 턱없이 못 미치는 수준이다.

그런데도 열량을 많이 섭취해야 한다는 말인가?

세 끼를 꼬박꼬박 챙겨 먹는 습관이 자칫 자기 목을 스스로 조르는 결과를 낳을 수도 있다.

따라서 이 상식은 옛날에는 ○ 였을지 몰라도 지금은 명백한 ✕ 다.

세 끼를 다 먹으면 뚱뚱해진다?

사람들은 아직도 세 끼를 꼬박꼬박 먹어야 건강하다고 생각하지만 그것은 고정관념이 만들어 낸 커다란 편견이 아닐까?

편견이란 참으로 무서운 것이다. '하루 세 끼'가 지극히 당연한 생활 습관으로 정착한 지금, 우리는 그 타당성을 따져 볼 생각조차 하지 않는다.

하지만 하루에 세 끼를 먹는 습관 때문에 비만과 대사 증후군이 늘어나고 다이어트가 유행하는 것이 아닐까?

아침식사를 꼭 해야 한다고 주장하는 소위 '조식 제일주의'도 마찬가지다.

'그까짓 아침, 먹고 싶으면 먹고 먹기 싫으면 안 먹으면 된다.'라는 것이 내 생각이다. 하지만 조식을 둘러싼 논쟁이 시작될 때마다 제시되는 근거는 아주 그럴싸하다.

"아침을 꼬박꼬박 먹는 학생(청소년 또는 어린이)이 아침을 먹지 않는 학생보다 성적이 우수하다."

상당히 신빙성 있어 보이는 말이다.

교육열에 불타는 부모들이 아침 일찍 아이를 억지로 깨

워서 입에 밥을 밀어넣는 장면이 눈에 선하다.

학업 성적이 높은 대부분의 아이가 부모에게 순종적이기 때문에 그런 결과가 나온 것은 아닐까? 그 아이들은 순종적이기 때문에 부모의 뜻대로 아침을 꼬박꼬박 먹은 것이다.

그러므로 아침을 먹느냐 안 먹느냐가 성적에 직접적인 영향을 미친다고 단정할 수는 없다.

두뇌는 공복일 때 더 활성화된다

참고로 말하자면, 사람은 공복(기아 상태)일 때 교감신경이 우위로 작용하여 공부가 훨씬 잘 된다.

즉 아침을 먹고 온 학생은 오전 내내 머리가 멍하게 마련이다. 그러다 점심때가 되어 점심을 먹으면 또다시 멍한 상태로 오후 시간을 보내게 된다.

그러므로 맑은 정신 상태를 유지하고 과다한 열량 섭취를 막기 위해 아침 식사는 거르는 편이 낫다.

만약 꼭 먹어야겠다면 가볍게 먹을 것을 권한다.

게다가 우리 몸은 아침부터 점심까지 배설에 적합한 상태를 유지한다. 섭취와 배설이라는 상반된 행위가 동시에 일어나는 것도 그다지 바람직하지 않다.

🥤 사람은 열량 부족일 때 더 건강하다

만약 세 끼를 다 먹는 사람이라면 대체로 열량을 과하게 섭취하고 있을 것이다. 심지어 간식까지 챙겨 먹는다면 분명 열량 과다 상태다.

옛날(불과 몇십 년 전만 해도)에 우리는 열량을 어떻게 확보하느냐를 생존의 최우선 과제로 삼았다. 그런데 최근 몇십 년 전부터 열량이 남아돌게 되었다.

이렇듯 세상이 갑작스럽게 변한 탓에 우리 몸은 열량 과다에 전혀 대비하지 못했다. 다시 말해 우리 몸은 열량 과다에 몹시 서툰 것이다.

사실, 사람은 열량이 조금 부족해야 오히려 건강하고 활기차게 살 수 있는지도 모른다.

최근 몇십 년 동안 감염증 발병률이 확실히 눈에 띄게 줄어들었다. 이는 어떤 의미에서 열량 과다가 좋은 영향을 끼친 것이다.

그러나 한편으로는 생활 습관병 발생률이 높아졌다.

비만증, 고혈압, 당뇨병, 지질이상증, 대사증후군 등은 전부 열량 과다(운동 부족＋과식) 때문에 생기는 병이라 해도 과언이 아니다.

몇십 년 전과 달리 지금은 열량을 쉽게 섭취할 수 있는 시대다. 이 책을 읽고 열량 과다의 위험성을 깨달았다면 매일 세 끼를 꼬박꼬박 챙겨 먹는 습관을 고쳐 보는 것도 좋을 것이다.

우유는 몸에 좋다?

이제는 다음 주제로 넘어가자. 이 상식은 상식 중의 상식으로 여겨지는 건강 상식의 황금률이기도 하다.

이 주제에 대해 물어보면, 성인이든 아동이든 여지없이 ○라고 대답할 것이다. 특히 일본인은 우유를 무척 좋아한다. 이는 전 세계적으로 잘 알려진 사실인데 지금은 오히려 서양인들이 우유를 덜 먹는 것처럼 보일 정도다.

처음부터 오답이라고 지적해서 기를 꺾어 놓으려는 것은 아니지만 결론부터 말하자면 이 주제에 대한 대답은 분명 ╳다.

이렇게 딱 잘라 말하면 우유를 정말로 사랑하는 사람들이 화를 낼지도 모르겠다.

우유를 절대로 마시지 말라는 말은 아니다. 하지만 우유를 열심히 챙겨 먹어야 할 이유도 전혀 없다.

우유를 너무 좋아해서 우유 없이 살 수 없을 정도가 아니라면(24시간 내내 우유만 마시지는 않겠지만) 우유를 기호품으로 생각하면 어떨까?

앞에서 고기를 싫어하는 사람에게 억지로 고기를 먹일 필요는 전혀 없다고 언급한 적이 있다. 이와 마찬가지로 우유를 싫어하는 아이에게도 억지로 우유를 먹일 필요가 전혀 없다. 우유가 몸에 좋다고 단정할 수 없기 때문이다.

소의 젖을 사람이 마셔도 되나?

이번 주제에 대해서는 처음부터 강경한 태도를 취하게 된다. 개인적인 이야기를 해서 죄송하지만, 개인적으로 어릴 때부터 우유를 싫어한 탓에 급식 때마다 이루 말할 수 없는 고통을 겪었기 때문일지도 모르겠다.

그때는 담임선생님께 들키지 않고 우유를 버릴 방법을 이리저리 궁리하느라 매일 진땀을 빼기 일쑤였다.

이른 아침부터 우유를 배달하느라 애쓰는 분들께는 정말로 죄송하지만 지금 내가 이야기하는 것은 모두 진실이다.

우유는 원래 송아지의 음료다. 송아지에게는 그야말로 완벽한 음료일 것이다.

그러나 사람은 사람이고 소는 소다. '소의 음료인 우유가

사람에게 잘 맞을 리가 없어!' 이런 생각은 급식 우유를 먹지
않고 버리는 나만의 대의명분이었다.

우유와 암의 관련성

'그것은 당신의 편견이고 핑계'라고 비난하는 사람도 있
을 것이다.

하지만 최근 들어 우유에 대한 여러 가지 사실이 밝혀지
면서 내 대의명분도 어느 정도 근거가 있음이 밝혀졌다. 우유
에 관한 논쟁이 막바지에 접어들었고 드디어 결론이 날 듯하
여 나도 가슴을 쓸어내리는 중이다.

우유는 송아지를 급격히 성장시키기 위한 음료다. 그래
서 최근에 밝혀진 바에 의하면, 우유에는 다량의 '인슐린 유
사 성장인자(IGF-1)', 즉 성장 촉진 호르몬이 들어 있다고
한다.

그게 왜 나쁘냐고 묻는 사람도 있겠지만 분명히 말하건
대 IGF-1은 인체에 매우 해롭다.

세포 분열과 증식을 맹렬히 촉진하는 물질이기 때문
이다.

우리 몸속에서는 하루에도 암세포가 수천 개씩 발생한다. 그런데도 우리가 암에 걸리지 않는 것은 우리 몸의 면역력(자기 치유력)이 활발하게 활동하면서 그 수천 개의 암세포를 무찌르기 때문이다.

그러나 IGF-1 같은, 세포 분열과 증식을 촉진하는 물질이 체내에 다량으로 존재하면 암이 발생할 가능성이 커진다.

유선(乳腺) 세포가 급격히 늘어나는 사춘기를 생각해 보자. 그 시기에 우유를 많이 마시면 어떻게 되겠는가?

누구나 예상하듯 유방암 발생률이 높아질 것이다. 사실 우유 섭취량이 급격히 증가하면서 유방암과 전립선암도 증가하는 추세다. 이 때문에 암 발생률 증가와 우유가 연관이 있다는 의문이 제기되는 상황이다.

물론 우유를 마신다고 해서 반드시 유방암에 걸리는 것은 아니다. 하지만 이는 담배를 피운다고 해서 꼭 폐암에 걸리지 않는 것과 같다. 하지만 담배를 많이 피울수록 폐암에 걸릴 확률이 높아지는 것만은 분명하다.

마찬가지로 우유를 많이 마실수록 유방암 또는 전립선암에 걸릴 확률이 높아진다고 할 수 있다.

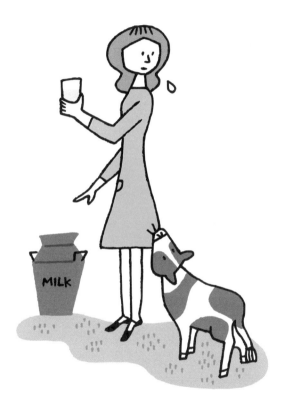

우유는 송아지의 음료

🥛 우유 신앙을 부추기는 오해

결국은 이것도 스스로 판단할 문제다. 그것이 진정한 '셀프 메디케이션'일지도 모른다.

그러므로 스스로 냉철하게 판단해야 한다.

물론 아이가 스스로 판단하기에는 무리이니 부모가 현명해지는 수밖에 없다.

참고로 우유를 적극 권장하여 세계적으로 유명해진 스포크 박사[02]의 「유아와 육아의 상식」역시, 최근 개정판에는 '2세 이하의 유아에게는 우유를 주지 말라'고 언급하고 있다.

동물 실험에서도 현재 시판되는 우유가 실제로 유방암 발생을 촉진한다는 사실이 밝혀졌다.

우유 섭취를 반대하는 이유는 이것 말고도 많다. '우유는 알레르기 제조 식품'이라고 불릴 만큼 알레르기, 아토피와 관련이 깊은 것으로도 널리 알려져 있다.

---

02 벤저민 스포크(Benjamin Spock, 1903~1998): 미국의 소아과 의사. 저서 「유아와 육아의 상식」은 1946년 처음 출간된 뒤 세계적으로 30개 이상의 언어로 번역되어 5천여 만 부가 팔려 제2차 세계대전 이후 태어난 베이비붐 세대의 부모들에게 큰 영향을 끼쳤다(출처: 두산백과).

"저, 단점도 있지만 장점도 분명히 있지 않나요?" 이런 반론도 나오리라 생각한다.

예를 들어 칼슘 섭취, 그리고 골다공증 예방에는 우유가 제격이라든가.

하지만 역시 오해다.

우유를 많이 마시는 북유럽에 오히려 골다공증이 압도적으로 많다. 심근경색도 많다. 그야말로 우유는 이리 차이고 저리 차이는 신세다.

칼슘은 채소를 통해서도 충분히 섭취할 수 있다.

또 골다공증 예방에는 칼슘보다 운동과 태양광이 훨씬 중요하다. 잘못 매겨진 우선순위 때문에 그간의 우유 신앙이 한층 깊어졌던 것이다.

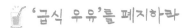 ## '급식 우유'를 폐지하라

이상의 견해에 따라 '급식 우유'도 재고되어야 한다.

인체에 해로운 사실을 개의치 않고 마신다면 개인적인 기호 문제이니 타인이 이러쿵저러쿵 간섭할 일은 아닐 것이다.

그러나 국책(너무 거창한가?) 차원의 '급식 우유'는 잘못된 인습에 불과하다. 죄 없는 아이들에게 그런 심각한 피해를 끼쳐서는 안 된다.

내 트라우마 때문에 하는 말은 아니지만, 어쨌든 '급식 우유'는 이제 범죄라고까지 말할 수 있지 않을까?

외식은 되도록 피해야 한다?

때로는 쉬운 주제도 좋을 것이다. 이건 누구나 아는 '상식'으로 답이 ○라는 데 반론이 없을 것이다.

처음에는 자신의 건강을 위해 음식을 만들고 손님들에게 대접하다가 결국은 식당을 차려서 생업으로 발전한 경우가 있다. 그렇지만 이는 그야말로 희귀한 경우다. 그런 식당이 있다면 입소문이 나서 손님이 문전성시를 이뤄야 마땅할 것이다.

그러나 그런 귀한 곳일수록 좀처럼 살아남기 어려운 것이 현실이다. 그중 대부분은 비즈니스를 우선하는 요령 좋은 가게에 밀려나 사라지기 십상이다.

나는 그런 가게를 발견할 때면 적극적으로 홍보하며 애용한다. 그래도 좀처럼 장사가 잘 되지 않아 내 한계를 통감할 때가 많다.

"나쁜 돈이 좋은 돈을 몰아낸다!"

"돌팔이 의사가 좋은 의사를 쫓아낸다!"

이 말이 진리처럼 여겨지는 요즘 세태가 서글퍼진다.

🥛 먹지 않는 편이 낫다

실례인지도 모르지만, 건강 지향 시대라느니, 셀프 메디케이션 시대라느니 하는 소리가 꽤 오래전부터 들렸는데도 사람들은 아직 그다지 현명해지지 못한 것 같다. 모처럼 '양심적이고 착한 가게'로 인정받고도 홍보가 부족한 탓인지 경영이 어려워져 어쩔 수 없이 가게를 접는 사례가 부지기수기 때문이다.

유감스럽게도 아직은 손님의 건강을 제일로 여기며 가게를 운영하는 사람이 적자를 면하기 어려운 시대다.

반면 대형 체인점은 대체로 경영을 중시한다. 아니, 정확히 말해 경영'만' 중시한다.

언젠가 어떤 체인점 메뉴를 낱낱이 검증한 적이 있는데, 영양을 고려한 메뉴라고는 하나도 없었다. 물론 저렴한 가격이 장점인 곳임을 생각하면 어느 정도는 이해가 된다.

그렇다 쳐도 먹지 않는 것이 몸에 훨씬 나아 보이는 메뉴뿐이라니, 너무 심했다.

하물며 가격도 비싼데 메뉴에서 영양과 건강을 전혀 생각하지 않는 체인점은 사라져야 마땅한 존재가 아닐까?

사실, 그런 점포의 확대를 허용하는 사회구조에 죄를 물어야 할 테지만.

어쨌든 이 역시 그런 쓰레기 체인점 확대를 뒷받침하는 무지하고 어리석은 소비자가 많다는 증거일 것이다.

음식과 의료 업계의 문제점

원래 대기업은 이윤을 추구하는 방향으로 움직이게 마련이다. 그런데 모든 고객의 건강이나 영양을 고려하다 보면 이윤을 원활하게 추구할 수 없어 순식간에 경쟁에서 밀려나게 된다. 즉 대기업에는 공존의 지혜를 기대하기 어렵다. 이기든 지든 둘 중 하나인 것이다.

영리를 철저히 추구하다 보면 좋은 물건을 만들 수 없다. 설사 만든다 해도 기껏해야 어중간한 타협의 산물에 불과할 것이다.

조직은 규모가 커질수록, 역사가 오랠수록 반드시 썩게 되어 있다. 당초의 이념도 희박해지기 마련이다. 그런 대기업이 철저한 이윤을 추구하며 음식을 만든다고 상상해 보자. 그

제품이 거의 절망적이리라는 것은 불 보듯 뻔한 사실이다.

이야기가 너무 확대되는지도 모르지만 의료 역시 마찬가지다. 효율과 이윤을 추구하는 단체가 의료를 취급한다면 환자를 배려한 의료 행위가 이루어질 리 없다. 이는 내가 보증할 수 있다.

양심적인 외식 업체 찾아내기

기업이 일단 체인점을 차린 후에는 끝없이 효율을 올려야만 경쟁에 이길 수 있기 때문에 효율에 매진할 수밖에 없다. 그것은 글로벌 환경에서 경쟁하는 그들의 숙명이기도 하다.

어쨌든 그들이 만든 제품은 아무래도 타협의 산물일 것이다. 따라서 건강을 생각한다면 외식은 되도록 피하는 것이 현명하다.

특히 유명한 체인점 등은 어지간히 가까운 사람이 경영하지 않는 한 멀리하는 편이 좋다.

그래도 외식을 하게 된다면 조리하는 사람의 얼굴이 보이는 곳, 자신이 직접 먹을 음식을 조리하는 식당을 찾아가도록 하자.

그리고 소비자가 나서서 그런 좋은 곳을 육성하는 것이

이상적인 외식 업계 발전 방식이 아닐까 한다.

그러므로 결국은 우리의 선택이 중요하다. 좋은 가게를 육성하는 것도, 망하게 내버려 두는 것도 소비자에게 달려 있다. 그것은 의료도 마찬가지다.

주제넘은 소리일지도 모르지만 세상의 모든 어머니(아버지)가 반드시 알아두어야 할 것이 있다.

아이가 먹는 음식에는 그 아이의 인생이 달렸다는 사실이다. 나 자신에게도 동시에 하는 말이니 너그럽게 들어주길 바란다.

설교를 늘어놓는 것 같아 죄송하지만, 편의점이나 패밀리 레스토랑 같은 곳에 아이를 데려가려면 그만한 위험이 따른다는 사실을 명심하기 바란다.

다이어트는 어렵다? ✕

감량의 세 가지 원칙만 지키면 1년에 24kg까지 쉽게 뺄 수 있다.

식물성 식품은 몸에 좋다? ✕

무조건 다 좋지는 않다. 100% 몸에 좋은 음식은 존재하지 않는다. 그래서 골고루 먹는 것이 중요하다.

체력을 보충하려면 고기를 먹어라? ✕

젊을 때는 괜찮지만 나이가 들수록 고기는 건강에 좋지 않다. 고기를 사탕 같은 기호식품으로 생각하자.

하루 세 끼를 꼬박꼬박 챙겨 먹어야 한다? ✕

식량이 풍부한 요즘 같은 시대에 세 끼를 다 먹으면 열량을 과다하게 섭취하게 된다.

우유는 몸에 좋다? ✗

암과의 관련성까지 의심 받는 우유를 지금 당장 급식 메뉴에서 제외해야 한다.

외식은 되도록 피해야 한다? ○

특히 음식 값이 저렴한 대형 체인점에 주의하자. 손님의 건강을 우선하여 요리를 만드는 양심적인 가게를 찾아내고 적극적으로 홍보하며 애용하자.

제2장

영양에 관한 상식

건강보조식품은 잘못된 선택이다?

다음은 우리 몸속에 들어가는 음식과 깊은 관련이 있는 보조식품, 건강식품류, 특정보건용식품[01] 등에 관한 내용이다.

우리가 흔히 말하는 보조식품이란 부족하기 쉬운 비타민, 미네랄, 아미노산 등의 영양을 보급하는 식품을 말한다.

참고로 식품 이외에도 인체에 투여되는 건강 물질이 있지만 여기서는 식품에 대해서만 이야기하도록 하자.

보조식품과 건강식품이 어떻게 다른지 궁금한 사람도 많

---

01 특정보건용식품 : 일본의 경우 1991년부터 특정보건용식품 제도를 식품위생법의 일부로 정하여 시행하고 있다. 이 법에서 기능성식품은 '생체 방어, 생체리듬의 조절 등에 관계된 기능이 충분히 발현되도록 설계되어 일상적으로 섭취되는 식품'으로 정의되며, 그 허용 범위는 '식품으로서 보통 이용되는 소재나 성분으로 구성되며 동시에 보통의 형태 및 방법에 의하여 섭취되는 것'으로 정해져 있다. 참고로 우리나라의 경우 '기능성식품'이 같은 역할을 하고 있다(식품과학기술 대사전).
※ 기능성식품: 우리나라에서 2002년 8월에 공포된 '건강기능식품에 관한 법률'에 의해 정의된 기능성식품을 가리키는 용어.

을 것이다. 일반적으로는 보조식품과 건강식품이 동일하게 취급되지만 이 책에서는 단순히 영양을 보충하기 위한 것은 '보조식품'으로, 약처럼 특별한 효과를 기대하고 먹는 것은 '건강식품'으로 분류했다.

더 자세한 차이에 관해서는 차차 설명하기로 하자.

그런데 "누가 뭐라 해도 건강보조식품 따위는 인정할 수 없다. 모든 영양분은 식사를 통해 충분히 섭취해야 한다."라고 주장하는 소위 식사 신봉자들의 목소리도 만만치 않다.

그런가 하면 일반적인 식사로는 영양이 부족하다며 갖가지 보조식품과 건강식품을 사들여 무분별하게 먹어대는 사람들도 많다.

TV와 잡지에서는 보조식품 광고가 끊임없이 흘러나온다. 대기업들은 약사법을 아슬아슬하게 피해가며 유명 연예인까지 동원해 대대적인 광고를 해대기 바쁘다. 그 모습을 보고 보조식품 시장이 앞으로 크게 성장할 것이라 점치는 사람도 나 혼자만은 아닐 것이다.

식사만으로는 모든 영양을 보충할 수 없다

물론 "모든 영양을 식사로 섭취한다."는 원칙에는 나도 찬성한다. 그 원칙은 앞으로도 변함없는 진리일 것이다.

그러나 현실적으로는 일반적인 식사만으로 칼슘을 비롯한 엽산, 비타민 D, 비타민 C 등 여러 가지 영양소를 보충하기가 어렵다(열량은 넘치도록 섭취하겠지만).

특히 요즘 생산되는 채소와 과일은 영양가가 예전보다 훨씬 못하다고 한다. 그뿐 아니라 가공식품 등이 많아진 것도 음식의 영양가를 떨어뜨리는 한 요인일 것이다.

또 한 가지 알아두어야 할 것이 있는데, 예전부터 영양 부족 여부를 판단하는 지표로 이용되어 온 일일권장량(소요량)은 결코 이상적인 섭취량을 나타내는 수치가 아니라는 것이다. 사람들은 이 사실을 잘 모르는 것 같다.

일일권장량은 그저 생명을 유지하는 데 필요한 최소한의 양일 뿐 건강한 몸을 유지하기 위한 충분량이 결코 아니다.

이상적인 양, 즉 건강을 위한 충분량은 당연히 권장량보다 훨씬 많다.

최근 선진국에서는 '최적의 건강(optimal health)'이라는 개념이 화제다. 그럭저럭 살기보다 질병 없이 건강하게 오래 살기를 원한다면 영양을 더 적극적으로 섭취해야 한다는 것이다. 권장량이 아닌 충분량을 고려해야 하는 것도 그 때문이다.

따라서 이 주제의 답은 ✕ 다.

 ## 충분량은 권장량의 무려 10배?

비타민 C를 예로 들어 보자. 일반적으로 비타민 C의 일일권장량은 100mg으로 알려져 있다. 그러나 이것은 생명을 가까스로 유지하기 위한 양에 지나지 않는다.

최적의 건강을 유지하려면 적어도 1,000mg(1g)은 필요하다. 열 배나 많은 양이 필요한 것이다.

'권장량'이란 '영양실조'라는 말이 위세를 떨치던 시절의 유물이다. 음식을 충분히 섭취하지 못하는 상황에서 최소한 이 정도라도 확보하라는 권고의 기준이었던 것이다.

그러나 이제는 여러분도 알아야 한다.

최적의 건강을 원한다면 권장량을 영양 섭취의 지표로 삼아서는 안 된다.

즉 일반적인 식사만으로는 최적의 건강을 유지하기가 매우 어렵다.

물론 일반 식사만으로 최적의 건강을 유지할 수 있다면 얼마나 좋겠는가? 그렇다면 나 역시 주저하지 않고 식사 신봉자들 편에 설 것이다. 그러나 이는 현실적으로 불가능하므로 모자란 영양을 보충할 다른 수단이 필요하다. "생 채소를 많이 먹어라.", "채소를 쪄 먹으면 영양소를 더 많이 섭취할 수 있다.", "신선한 채소 주스를 대량으로 만들어 먹으면 더더욱 좋다." 이것들도 아주 좋은 방법이다.

그러나 효과만 확실히 보장된다면, 거의 정제되지 않은 천연 성분이 함유된 보조식품으로 부족한 영양을 보충하는 것도 현대를 지혜롭게 살아가는 하나의 방법이 아닐까?

더구나 매일 채소를 쪄 먹거나 주스를 대량으로 만들어 먹을 만큼 부지런하지 못한 나 같은 사람에게는 이 천연 보조식품이 꼭 필요하다.

암 환자에게도 효과적인 보조식품

나는 암 환자에게 게르손 요법(실제로는 기존 게르손 요법을 완화한 e-클리닉식 게르손 요법)을 주로 권한다.

아니, 나는 사실 일반인에게도 게르손 요법을 권하는 편이다. 게르손 요법의 원리는 암 환자 등 병에 걸린 사람뿐 아니라 건강한 사람에게도 유익하다고 생각하기 때문이다.

게르손 요법은 암을 유발하는 식품을 피하고 자연의 음식이 지닌 다양한 영양소를 균형 있게 섭취함으로써 인간 본연의 신체 기능을 향상시켜 질병을 치료하는 방법이다.

게르손 요법의 식사는 섭취한 열량에 비해 필수 영양소의 비율이 매우 높아서 암 치료에도 효과적이다.

대개의 암 환자는 중증의 영양실조에 빠져 있다 해도 과언이 아니다. 몸을 건강하게 유지하는 데 반드시 필요한 비타민, 미네랄, 피토케미컬 등의 영양소가 턱없이 부족하기 때문이다. 그래서 비타민과 미네랄, 피토케미컬을 섭취하자마자 상태가 좋아지는 환자가 종종 있을 정도다.

게다가 최근 주목을 끌고 있는 한 보고에 따르면, 비타민과 미네랄은 물론 피토케미컬도 항암 작용을 한다고 한다. 이렇듯 영양소를 확보하는 데 주력하는 게르손 요법의 취지에 나는 깊이 공감한다.

그러나 지금으로부터 무려 약 80년 전, 즉 1930년대에 만들어진 게르손 요법에서는 영양소를 확보하기 위해 대량의 채소 주스를 만들어 먹는 방법을 권하고 있다.

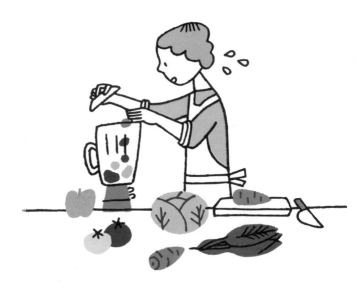

채소 주스를 하루에 2~3리터 마실 것

물론 지금도 영양소를 확보해야 한다는 방향성은 변함없지만 대량의 채소 주스를 만들어 먹는 데는 엄청난 수고와 비용이 들어간다. 이는 실제로 경험해 보면 누구나 알 수 있는 일이다.

그렇기 때문에 나는 천연 성분의 정제되지 않은 보조식품을 추천한다.

참고로 '대량의 채소 주스'에서 '대량'이란 2~3리터를 가리킨다. 그만큼 먹어야 이상적인데 현실적으로는 그 양을 섭취하기가 결코 쉽지 않다.

그러나 보조식품을 섭취한다면 과립 10개 정도면 충분하다. 게다가 비용도 저렴하다. 그렇다면 보조식품으로 영양을 보충하는 것도 괜찮지 않을까?

 ## 부작용이 있는 건강보조식품은?

그런데 건강보조식품에는 크게 두 가지가 있다.
그렇다. 보조식품과 건강식품이다.
보조식품은 체내에 존재하는 성분 또는 평소 식사를 통해 섭취하는 성분으로 이루어지며 원칙적으로는 영양을 보충할 목적으로 섭취하는 식품이다. 앞에서 언급한 최적의 건강을 유지하기 위한 건강보조식품도 물론 여기에 속한다.[02]

한편, 건강식품은 체내에 존재하지 않거나 식사를 통해 거의 섭취할 수 없는 성분으로 이루어지며 특정한 효과를 기대하고 먹는 식품이다. 다시 말해 약과 비슷한 용도라 할 수 있다.[03]

보조식품은 우리 몸에 익숙한 성분으로 만들어지므로 부작용이 거의 생기지 않지만 **건강식품은 우리 몸에 본래 익숙하지 않은 성분이 대부분이므로 부작용이 일어날 가능성이 항상 존재한다.** 건강식품 때문에 간 기능이 저하되는 사람도 드물지 않다. 따라서 같은 건강보조식품이라도 보조식품과는 별개로 이해하는 것이 좋다.

사실 암 환자 대부분은 건강식품을 섭취하는데 이로 인해 간 기능 장애가 발생하는 경우가 많다. 우리도 이 점에 주의하여 환자들을 관찰하고 있다.

---

02 보조식품 : 비타민, 미네랄, 섬유질, 식물 피토케미컬, 프로바이오틱스(유산균) 등이 주로 들어 있으며 생체 항상성 유지와 최적의 건강 유지를 목적으로 한다.

03 건강식품 : 최적의 건강 유지와 질병 예방, 미병(未病) 치료를 목적으로 한다. 대부분의 건강식품이 이에 해당한다.
(2, 3번 각주 출처 : 저자가 활동하는 의료 자문 사이트 http://e-comment.jp)

물론 모든 건강식품이 그런 것은 아니지만, 특히 가격이 저렴한 것에는 주의해야 한다. 건강식품을 선택할 때는 그 효과와 부작용, 가격 대비 효과를 잘 따져보기 바란다.

'선생님들'의 견해

그래서 결국은 '최적의 건강을 유지하기 위해서는 보조식품을 잘 활용하는 것이 최선'이라는 결론을 내릴 수 있다.

다만, 보조식품 중에도 옥석이 섞여 있으니 좋은 제품을 잘 골라 섭취하는 것이 좋다(자세한 사항은 e-클리닉의 건강 증진 페이지를 꼭 참고하시길. http://e-comment.jp/).

"보조식품 따위는 필요 없다."고 외치던 사람들도 이제는 시대에 뒤떨어진 유명무실한 '선생님들'이 되어 버린 것 같다.

그런데도 요즘 대중매체들은 공부를 별로 좋아하지 않는 모양이다. 그런 위대한 '선생님'들의 말을 여과 없이 떠받들어 팔아넘기는 것이 유행인가 싶을 정도다.

그래서 세상이 아직도 발전하지 못한 것일까?

만약 그런 '선생님'을 만나서 "선생님은 최적의 건강이라는 말을 아시는지요?"라고 물어본다면 당연히 "모릅니다."
라고 대답할 것이다.

그렇지 않고서야 어떻게 "보조식품 따위는 필요 없다."
는 말도 안 되는 소리를 아무렇지도 않게 늘어놓겠는가.

건강식품은 부작용이 없어서 안심?

뒤이어 이야기해 보자.

그렇다면 보조식품이 아닌 건강식품은 어떨까?

이 주제라면 의견이 극단적으로 갈리지는 않을지도 모른다.

그러나 '약은 부작용이 있지만 건강식품은 부작용이 없어서 안심'이라며 방심하는 사람이 많아 보이는 것이 문제다. 건강식품이 속속 발매되고 구매율이 증가하는 것을 보면 내 예상이 틀리지 않을 것이다.

그런 현상이 계속된다면 이야기가 조금 장황해지더라도 이쯤에서 사실을 짚고 넘어갈 필요가 있다.

앞에서도 말했지만 건강식품에는 부작용이 있다. 그러므로 이 주제의 답은 ✕다.

🥤 건강식품의 효과는 영원하지 않다

앞에서 말했다시피 대부분의 암 환자는 많든 적든 건강 식품을 섭취하고 있다(예전부터 그랬다). 게다가 그 종류도 많고 비용 또한 엄청나다.

물론 고가이긴 해도 효과만 확실하다면 그런대로 괜찮을지 모른다.

그러나 내가 상당한 수(종류)의 건강식품을 지금까지 검증해 본 결과, 놀랍게도 큰 효과가 있기는커녕 간 기능을 현저히 떨어뜨리는 건강식품이 훨씬 많았다.

건강식품을 섭취하면서 환자의 마음은 편해질지 모르지만 한편으로 간은 모르는 새 점점 나빠지고 있다는 것을 알아야 한다.

원래 건강식품이나 기능성식품류는 특정한 효과를 보기 위해 만들어진 이상, 어느 정도의 효과가 나타나는 것은 사실이다.

그러나 그와 동시에 약과 같은 부작용이 뒤따른다는 점을 명심해야 한다. 따라서 건강식품은 어느 정도 효과가 있다 해도 부작용을 고려하여 장기간 섭취를 피하는 것이 좋다. 구체적으로 말하자면 한 가지 건강식품을 3~6개월 정도 섭취하고 나면 일단 중단해야 한다.

또 건강식품이나 기능성식품류는 섭취 당시에는 다소 효과가 있어도 약과 마찬가지로 그 효과가 오래 지속되지 않는다. 이는 건강식품을 섭취할 때 반드시 유의해야 할 점이다.

수지가 맞는 건강식품은 없다

거듭된 검증을 통해 건강식품과 기능성식품은 점점 설자리를 잃어가고 있다. 비용 대비 효과를 따진다면 더욱 그럴 것이다. 건강식품은 상당히 비싸서 현실적으로 수지에 맞는 것을 찾아보기가 극히 어렵기 때문이다.

물론 꼼꼼히 따져가며 찾으면 효과가 뛰어난 것을 발견할 수도 있다. 그러나 그 확률은 거의 제로에 가깝다.

그러므로 효과를 믿을 수 없는 건강식품에 거액을 투자하기보다는 차라리 보조식품을 사먹는 것이 훨씬 합리적인 선택이다.

'특정보건용식품'은 안전하다?

　특정보건용식품이란 정부가 그 유용성과 안전성을 심사하여 보증한 보조식품과 건강식품을 가리킨다(특정보건용식품은 일본 정부에서 보증한 건강보조식품, 우리나라는 '기능성식품'이 이에 해당한다-역주).

　이 이야기를 들으면 특정보건용식품의 효과가 아주 뛰어난 것으로 착각할 수 있다.

　그런데 얼마 전에 있었던 에코나 사건[04]을 통해 국가의 심사 신뢰도가 그다지 높지 않다는 것이 여실히 드러났던 것을 기억하는가? 이 주제의 답은 ✕ 다.

　원래 건강식품에는 정확한 정의가 내려져 있지 않다.

　우리가 섭취하는 것은 '약'이 아니면 무조건 '식품'인데,

---

04 카오(化王)에서 발매, 체내 지방축적을 억제하는 효과를 입증받아 특정보건식품으로 지정되었던 '에코나 쿠킹 오일'이 뒤늦게 발암물질을 포함하는 것으로 밝혀진 사건(2009년 9월 17일 아사히신문).

건강식품도 예외는 아니다. 그런데 무슨 이유에서인지 일본 법률(약사법)은 약과는 달리, 식품의 효과나 효능에 대한 홍보를 금지하고 있다.

하지만 소비자 측에서는 건강식품에 특별한 효과나 효능을 기대한다. 당연한 일이다. 효과, 효능이 없는 건강식품 따위를 누가 살 것인가? 즉 지금의 건강식품은 본질적인 모순을 안고 있는 셈이다.

식사하는 것도 사실은 생명을 유지하고 건강을 향상하기 위해서다. 그러므로 건강식품의 효과나 효능을 홍보하지 못하게 하는 것 자체가 이상하다. 그렇다면 차라리 건강식품 자체를 금지하는 편이 훨씬 깔끔하지 않을까?

이렇듯 행정 기관에서는 때때로 이해할 수 없는 행동을 한다.

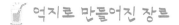 억지로 만들어진 장르

당연한 일이지만, 건강식품을 만드는 사람들은 상품을 판매해야 한다. 어떻게든 효과와 효능을 소비자에게 전달해야 하는 것이다.

그 마음은 잘 안다. 그렇지 않으면 애초부터 사업이 성립

되지 않는 것이다. 하지만 아무리 악법이라도 법을 어길 수는 없다. 거듭 말했다시피 원래 건강식품은 이처럼 행정적으로 모순된 존재다. 그래서 아슬아슬하게 법에 걸리지 않는 범위 내에서 조심스럽게 상품을 파는 수밖에 없다.

따라서 자칫 선을 넘는 일이 생기게 마련이고, 그때마다 세상이 시끄러워지는 것이다.

그 때문인지, 행정 관료들은 옥석이 뒤섞인 건강식품 중 '옥'을 선별하여 부각시키고 '석'을 배제할 필요가 절실했던 모양이다.

아니면 대기업에서 그러라고 압력을 넣었는지도 모르겠다.

진실은 아무도 모르지만, 건강식품 중 효과나 효능이 있는 것을 선정하라는 누군가의 지시에 의해 '특정보건용식품'이라는 분류를 굳이 만들어 낸 것만은 확실하다.

"억지로 그런 걸 만들어 보았자 하루가 멀다 하고 이런저런 모순과 문제가 드러날 것"이라고 뒤에서 실컷 떠들어대고 있는데, 아니나 다를까……. 앞에서 말한 에코나 사건이 터졌다.

한발 물러서서 시행 초기에는 훌륭한 건강식품만을 선별하려는 올바르고 고매한 취지에서 시작된 일이라고 해 두자.

그래도 이처럼 특정 건강식품만을 선별해서 추천하는 억지스러운 조치는 결국 국민에게 의심스러운 인상만 남기지 않았나 싶다.

그래도 한발 더 물러서서 정말 돈을 들일 가치가 있는 훌륭한 건강식품이라도 있다면 꾹 참겠지만…….

꼭 사고 싶은 식품이 없다

내 주변의 환자들에게 특정보건용식품의 사용 소감과 효과, 효능을 물어보았지만 일부러 특정보건용식품만 골라서 섭취한다는 어리석은 사람은 눈 씻고도 찾아볼 수 없었다.

그래도 지금껏 특정보건용식품이 활개를 치는 것을 보면 역시 어리석은 사람들이 많은 모양이다.

물론 모든 품목을 검증하지는 못했지만, 나도 그중 상당한 제품을 검증해 보았다. 그런데 '이건 정말 훌륭해. 꼭 사 먹어야지.' 라는 생각이 든 제품은 하나도 없었다.

'이 정도면 괜찮다.' 싶은 제품은 몇 개 있었지만 그것도 '가격이 지금의 절반 이하라면' 이라는 조건이 따라붙었다.

다행인지 불행인지 몰라도 나는 매일 수많은 노인을 만

난다. 그래서 그들이 섭취하는 특정보건용식품의 효과와 효능을 곁에서 검증할 기회가 아주 많다.

그런데도 상당히 좋다고 인정할 만한 특정보건용식품은 소문조차 들어본 적이 없다.

상황이 이러한데, 제도 자체에 개인적인 의문을 품는 것도 당연한 일이 아닐까?

에코나는 사실 발매 당시부터 '발암성이 의심된다'는 의견이 많았던 제품이다. '그런데도 좀처럼 재심사가 이루어지지 않는 데는 무언가 특별한 배경이 있는 게 아닐까?'라는 의심을 품는 사람도 나 혼자만은 아닐 것이다.

🥛 무엇을 위한 특정보건용식품인가?

여기까지 읽었다면 여러분도 분명 '그렇다면 도대체 특정보건용식품이 왜 필요한가?'라는 의문을 품게 되었으리라 생각한다.

특정보건용식품은 '특정 성분으로 많은 사람에게 일정한 효과(부작용도 포함하여)를 미치는' 약품과는 전혀 다르다.

효과가 어느 정도 있기는 하지만 그 정도 효과라면 일반 식품이나 보조식품으로도 충분하다.

또 부작용을 감수하면서까지 특정한 효과를 보기 원한다면 약을 먹는 편이 나을 것이다. 반대로 최적의 건강을 유지하는 것이 목적이라면 일반 식사와 보조식품만으로도 충분하다.

그러니 다시 한번 '무엇을 위한 특정보건용식품인지' 묻고 싶다.

특정보건용식품은 아무리 생각해도 국민에게 좋을 것이 없는 제도다. 오히려 기업(특히 대기업)과 공무원을 위한 제도가 아닐까 하는 의구심마저 집요하게 든다.

식이섬유를 손쉽게 섭취할 수 있는 젤리, 피토케미컬이 듬뿍 든 음료, 지방을 없애 주는 차……

너무 많아 일일이 셀 수도 없는 제품 리스트를 보면서 어딘가 억지로 끼워 맞춘 듯한 인상을 받는 사람이 과연 나뿐일까?

제조사는 굳이 특정보건용식품을 만들어 팔고, 소비자는 굳이 비싼 돈을 내고 그것을 사 먹는다. 정말로 그럴 가치가 있는지 여러분도 잘 생각해 보기 바란다. 그런 괜한 수고를 들일 필요 없이 깨끗하고 좋은 식재를 골라 먹으면 되지 않을까?

필요한 영양분은 식사로 섭취하는 편이 깔끔한 데다 비용도 적게 든다. 아무리 생각해도 특정보건용식품에 집착할 이유가 전혀 없다.

식사로 영양을 섭취하고 부족한 부분은 보조식품으로 보충하자.

만약 지방을 줄이고 싶다면 이 책 1장에서 설명한 다이어트법을 활용하면 된다.

아무튼 일본 정부는 건강식품 문제에 이러쿵저러쿵 나서기를 좋아하는데, 내 생각에는 내버려 두어도 되는 일에 국가가 지나치게 간섭하는 것 같다. 사소한 일까지 나서서 과보호한다는 말이다. 이 때문에 국민이 자립하지 못한다고 하면 말이 지나칠까?

설사 정부의 간섭이 필요하다 해도, 시중의 패밀리 레스토랑이나 편의점, 햄버거 체인점까지 그 간섭이 두루 미쳐야마땅하다. 그런 외식업체가 국민에게 미치는 악영향이 건강식품보다 훨씬 심각하기 때문이다.

콜라겐을 먹으면
피부가 좋아진다?

처음부터 너무 무참하게 기대를 꺾는지도 모르지만, 현실을 있는 그대로 인정하자. 콜라겐을 섭취해서 피부가 확실히 좋아진다면 피부 때문에 고민하는 사람이 세상에 어디 있겠는가?

즉 콜라겐을 섭취한다고 누구나 피부가 좋아지는 것은 아니다. 누구나 미인을 꿈꿀 수는 있지만 화장을 한다고 다미인이 되는 것은 아닌 것처럼.

물론 화장이든 콜라겐 섭취든 남에게 피해를 주지만 않는다면 취미나 자기만족의 수단으로 생각할 수도 있다. 그러나 어떤 화장품 회사, 어떤 식품 회사도 자신들이 홍보하는 효과를 확실히 약속하지는 못한다. 그러니 과도한 기대는 하지 말자.

유일하게 기대할 것이 있다면 소위 플라세보 효과[05] 정

05 투약 형식에 따르는 심리 효과. 플라세보라고 하는 독도 약도 아닌, 약리학적으로 비활성인 약품(젖당·녹말·우유·증류수, 생리적 식염수 등)을 약

도다.

'이건 정말로 효과가 있어!' 라고 믿고 콜라겐을 계속 섭취하다 보면 실제로 피부가 좋아지는 경우가 있기 때문이다. 그런 잘못된 믿음도 의외로 효과를 종종 나타내므로 무시할 수만은 없다.

'그렇다면 뭘 먹어도 마찬가지 아닐까?' 라고 생각할 수도 있다. 하지만 콜라겐은 단백질이라서 건강식품이나 특정보건용식품처럼 부작용이 생길 염려가 없다. 단지 효과가 있는지 없는지가 문제가 될 뿐이다.

그렇기 때문에 이 주제에 대한 대답을 O, X로 확실하게 매기기란 쉽지 않다.

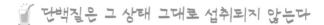 ## 단백질은 그 상태 그대로 섭취되지 않는다

콜라겐에 대해 좀 더 자세히 알아보자.

일반적으로 단백질처럼 크기가 큰 분자는 섭취하거나 피부에 문지르는 방법으로는 체내에 흡수시킬 수 없다.

물리적으로 워낙 크기 때문이다. 체내에 큰 분자가 무분

으로 속여 환자에게 주어 유익한 작용을 나타낸 경우에 플라세보 효과가 나타났다고 한다(출처: 두산백과).

별하게 흡수된다면 그야말로 대단히 위험한 일이다. 콜라겐은 좋은 물질이라지만 독소 같은 나쁜 물질까지 체내에 마구잡이로 침입하게 되면 건강에 악영향이 미치지 않겠는가? 따라서 우리 몸은 큰 분자가 그 상태 그대로 진입하는 것을 차단하게 되어 있다.

그렇다면 그 큰 분자를 일단 작게 분해하여 몸에 흡수시킨 다음 체내에서 다시금 원래의 분자로 뭉치게 하면 어떨까?

그렇게 된다면야 정말 좋겠지만 인간의 신체기관은 그렇게 편리한 구조로 되어 있지 않다. 상식적으로 생각해 보아도 그렇게 만만한 일은 아닐 듯하다. 지금까지의 연구 데이터를 종합해 보아도 우리 몸에 그런 큰 분자가 그대로 흡수되지 않는다는 사실을 크게 뒷받침하고 있다.

즉 "콜라겐이 아주 중요한 물질(분자)인 것은 틀림없지만 먹거나 피부에 문지르는 방법으로는 큰 효과를 기대할 수 없다."라는 것이 지금까지의 정설이었다.

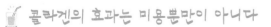 콜라겐의 효과는 미용뿐만이 아니다

좀 더 본격적인 이야기를 해 보자. 여러분의 피부에 생기와 윤기를 가져다 줄 것으로 큰 기대를 모으는 이 콜라겐에는 사실 더 많은 가능성이 숨겨져 있다. 복잡한 이야기는 빼고 결론부터 말하면, 자기 치유력(면역력)이나 암 증식·전이 억제 등의 핵심적인 기능까지 콜라겐이 결정적인 영향을 미치는 것으로 보인다.

이는 대단히 중요한 문제다. 콜라겐은 체내에 존재하는 단백질의 무려 3분의 1(물론 나이를 먹을수록 그 비율이 줄어들지만)을 차지할 정도로 그 비중이 크기 때문이다. 그러므로 콜라겐의 양과 질이 우리의 몸 전체와 생명에까지 결정적인 영향을 미친다고 해도 과언이 아니다.

이제 콜라겐은 미용만을 위한 물질이 아니다. 누구든 이런 이야기를 접하면 '안티 에이징은 물론이고 면역력 향상을 위해서라도 어떻게든 콜라겐의 양과 질을 개선해야겠다.'라는 마음이 들 것이다.

🥛 체내의 콜라겐을 늘리는 법

그래서 그런지 요즘 들어 콜라겐에 대한 다양한 사실이 밝혀지고 있다.

앞에서 말했듯 콜라겐은 단백질의 일종이기는 하지만 보통 단백질과는 판이하게 다르다. 모양이 다를 뿐만 아니라 아미노산의 종류가 현저히 적은 데다 한쪽으로 치우쳐 있는 등 그 조성도 매우 특수하다.

그 때문에 일어나는 현상인지는 확실치 않지만, 콜라겐을 일정한 조건에서 섭취하면 체내의 콜라겐도 늘어난다는 사실이 최근에 밝혀졌다. 이는 지금까지의 상식을 완전히 뒤집어 놓을 만큼 획기적인 발견이었다.

이때 콜라겐 섭취의 조건은 '순도 높은 콜라겐을 많이(5g 이상) 먹는' 것이었다.

물론 앞에서 말한 대로, 콜라겐을 섭취해도 체내에 그대로 흡수되지는 않는다. 그런데 무슨 이유에선지 위의 조건을 충족시키면 체내에서 콜라겐이 더욱 활발하게 생산되는 것 같다.

이는 누구에게나 아주 매력적인 이야기가 아닌가!

순도 높은 콜라겐을 대량으로 계속 섭취하여 예뻐질 수 있는지 아닌지는 개인적인 차이가 크게 작용한다. 하지만 그 행위가 적어도 몸에는 좋은 영향을 미친다고 분명히 말할 수 있다.

그래서 결국 이번 주제에 대한 대답은 절반은 ○, 절반은 ✕가 될 것 같다.

'어제의 상식은 오늘의 비상식'이란 말이 일상어가 될 만큼 우리 몸에 대해서는 우리 자신도 아직 모르는 것이 많다.

또한 이 일을 통해 지식은 유효기간을 넘기면 그저 쓰레기가 되고 만다는 것을 뼈저리게 실감한다. 역시나 지식은 '살아 숨 쉬는 생명체'다!

건강보조식품은 잘못된 선택이다?

균형 잡힌 영양을 충분히 섭취하려면 건강보조식품을 잘 활용하는 것이 최선이다.

건강식품은 부작용이 없어서 안심?

건강식품 중에는 부작용이 따르는 것이 있다.

'특정보건용식품'은 안전하다?

정부가 '특정보건용식품'으로 인정한 식품이라 해도, 심사 과정 자체가 모호한 데다 실제로 문제를 일으킨 식품도 있어 무턱대고 신뢰하기 어렵다.

콜라겐을 먹으면 피부가 좋아진다? ▷

순도 높은 콜라겐이 몸에 좋은 것은 확실하지만 예뻐진다는 보장은 없다.

운동과
스트레스에
관한 상식

마라톤은 몸에 좋다?

사람들은 "마라톤이 몸에 좋다"는 말을 황금률처럼 여겨왔다.

그러나 요즘은 '과연 그럴까?' 하고 의문을 품는 사람도 많아졌다.

사실 나도 이 주제의 답은 ✕ 라고 생각한다.

몸을 많이 움직이는 것이 좋다는 데는 누구나 동의할 것이다. 이제 '병에는 안정이 최고'라는 말이 사어(死語)가 되었을 정도이니 더 설명할 필요도 없다.

그래서 마라톤도 몸에 좋을 것이라고 생각하기 쉽지만, 과연 마라톤이 몸에 좋을까?

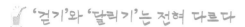
'걷기'와 '달리기'는 전혀 다르다

그 전에 짚고 넘어가야 할 것이 있다.

'걷기'가 몸에 아주 좋다는 데는 이론의 여지가 없다. 동서고금을 막론하고 걷기가 몸에 나쁘다는 이야기는 들어본 적도 없다.

그럼 '걷기'의 연장선상에 있는 듯 보이는 '달리기'는 어떨까?

지금 달리기를 하는 사람들, 마라톤을 하는 사람들은 과연 건강할까?

여러분도 마라톤이 몸에 좋다고 생각하는가?

그러나 한번 생각해 보자. '걷기'는 극히 일상적인 행위다. 사람은 물론 대부분의 동물(어류 등은 당연히 제외하고)은 이동할 때 항상 걷는다.

그러나 달리기는 어떨까? 과연 걷기만큼 일상적인 행위일까?

언제나 다급하게 뛰어다니는 사람, 매일 지각을 면하기 위해 달리는 사람은 예외일지도 모르지만, 달리기는 그다지 일상적인 행동은 아니다.

달리기는 비상사태가 발생하거나 피할 수 없는 사정이 있을 때 취하는 행동이다.

동물들은 먹이를 쫓거나 적에게서 도망칠 때 등 비상시에만 달리기를 한다. 즉 달리기는 일상적이고 자연스러운 행위가 아닌 것이다.

🥤 달리기를 한다면 시속 6km의 조깅으로

달릴 때 인간의 몸은 교감신경이 우위가 되어 전투태세로 돌입한다. 혈관은 급격히 수축하고 심장 박동도 빨라진다.

반대로 걸을 때는 부교감신경이 우위가 된다. 그래서 걷기 운동을 하면 몸이 상당히 이완되는 효과가 있다.

이런 점으로 보아 '달리기'는 '걷기'의 연장이 아니다. '달리기'와 '걷기'는 근본적으로 전혀 다른 행위다.

그렇다고 달리기가 무조건 나쁜 것은 아니다. 속도가 중요하다. 시속 6km 정도라면 아무 문제가 없고, 몸에 오히려 좋은 영향을 미친다. 다시 말해 러닝이 아닌 가벼운 조깅을 해야 한다.

다음 주제에서 자세히 설명하겠지만, 그 속도로 조깅을

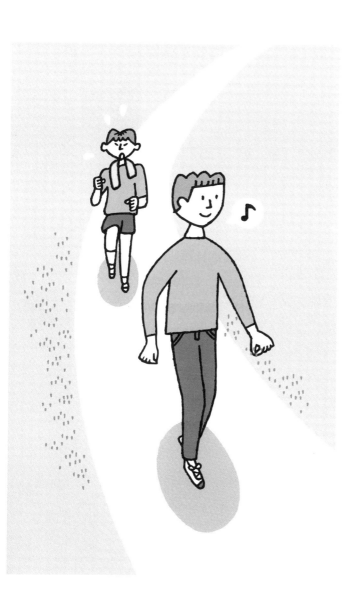

하면 우리 생명력의 근원인 미토콘드리아도 늘어난다.

따라서 지금 매일 달리기를 하거나 앞으로 건강을 위해 달리기를 하려는 사람은 거리나 시간보다 속도에 주의해야 한다. 달리는 속도는 대화를 나누며 달릴 수 있는 정도인 시속 8km를 넘지 않는 것이 좋다. 특히 시속 10km를 넘으면 몸이 큰 스트레스를 받게 된다.

의사가 마라톤을 권하는 것은 NG

그럼 이야기를 처음으로 되돌려 달리기의 최고봉인 마라톤을 살펴보자.

마라톤을 즐겨 하는 사람은 대체로 건강한 경향이 있다. 그렇다고 '마라톤을 하면 건강해진다.'라는 것은 경솔한 판단이다. 오히려 '건강해서 마라톤을 한다.'라는 생각이 타당하지 않을까?

나 역시 최근에 마라톤이 크게 유행하면서 지인에게서 호놀룰루 마라톤에 참가하자는 권유를 세 번이나 받았다.

그러나 나는 "마라톤에 한 번도 참가한 적이 없으며 앞으로도 참가할 생각이 전혀 없다."고 정중하게 거절했다.

하물며 트라이애슬론 같은 격한 운동은 말할 것도 없다! 개인적으로 그런 경기는 자기 몸을 괴롭히면서 쾌감을 느끼는 사람들이나 하는 것이라고 생각한다(애호가들에게는 죄송하지만).

만약 건강을 생각하지 않고 운동의 성취감만 생각한다면, 마라톤은 자신뿐만 아니라 남에게도 굉장한 감동을 안겨주는 운동이라 할 수 있다.

하지만 그런 **긍정적인 효과를 감안하더라도 마라톤은 피하는 것이 좋다.**

하물며 의사가 마라톤을 권하는 것은 심각한 NG다. 생리적으로도 오랫동안 달리는 행위는 몸에 상당한 무리를 준다.

아니, 상당한 정도가 아니다. 마라톤을 통해 수명을 단축하는 효과는 얻을 수 있어도 수명을 늘리는 효과는 결코 기대할 수 없다.

각종 매체나 사회 풍조가 마라톤을 건강 선풍의 상징처럼 떠받들고 있다. 그래서 의사로서는 더더욱 걱정이 된다.

물론 몸에 나쁜 영향을 끼친다는 것을 알면서도 취미로 즐긴다면 그것까지는 누구도 막을 수 없다. 선택은 본인이 하는 것이기 때문이다.

그러나 결코 마라톤을 타인에게 권해서는 안 되며(반쯤 강제로 시키는 사람도 있다) 자신의 건강상태도 잘 모르면서 생각 없이 권유를 받아들여 위험을 자초해서도 안 된다. 마라톤을 하는 중에 신체에 이상이 나타나거나 심지어 사망하는 경우도 적지 않음을 명심하자.

골프를 하다가 사망하는 이유

이 이야기는 사족인지도 모르지만, 마라톤이나 트라이애슬론 외의 스포츠도 마찬가지다.

극단적으로 말해 마라톤이라도 시간에 얽매이지만 않는다면 몸에 큰 피해는 없다.

예를 들어 42.195km를 10시간 동안 쉬엄쉬엄 달린다면 (이 정도면 거의 걷기가 될지도 모르지만) 그 위험성도 상당히 줄어들 것이다.

그러나 타인과 경쟁하는 스포츠, 시간을 다투는 스포츠는 무엇이든 몸에 해롭다.

중요한 것은 운동 방식, 운동에 임하는 자세라는 말이다.

골프를 칠 때도 스코어에 아득바득 목매다 보면 몸에 나쁜 영향을 미치게 된다. 골프 경기 중에 사망하는 사람이 상당히 많은 것도 그 때문이다.

바쁜 사람은 운동을 못한다?

마라톤이나 트라이애슬론처럼 격한 운동이 아닌, 적당한 운동이 몸에 이롭다는 것은 누구나 인정하는 상식이다.

그런데 이렇게 말하면 꼭 "바빠서 도무지 운동할 시간이 없다."고 대답하는 사람이 있다. 고개를 꼿꼿이 들고 뻐기듯 "바빠요."라고 말하기도 한다.

그것도 모자라 튀어나온 배를 자랑스럽게 쓰다듬는 사람을 만나는 날에는 질문한 사람까지 아주 난처해진다.

그 말이 맞는지도 모른다. 은퇴라도 하지 않는 이상 전부 일이나 육아에 쫓기고 있는 현대인으로서는 상당히 한가한 사람이 아니면 운동할 시간을 내기가 어렵다. 그래서인지 시간이 없다는 말은 그럴싸한 운동 부족의 핑계로 들리기도 한다.

하지만 정말로 그럴까? 나는 이 주제의 답을 ✕라고 생각한다.

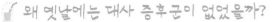

왜 옛날에는 대사 증후군이 없었을까?

찬찬히 생각해 보면 불과 수십 년 전만 해도 모든 사람들이 항상 충분한 운동을 했다. 그러니 자연스레 대사 증후군을 앓는 사람도 없었다.

그럼 그 시절의 사람들은 지금처럼 바쁘지 않아서 운동할 시간이 많았을까? 헬스장(이 그 시절에 있었는지는 모르지만)에 다닐 시간적인 여유가 넘쳤다는 말인가?

물론 그렇지 않다. 그들도 매일의 생활에 쫓기며 바쁘게 살았다.

그러나 그들이 지금의 우리와 결정적으로 다른 점은 생활이 굉장히 불편했다는 것이다. 무엇을 하더라도 일일이 몸을 움직여야 했다.

건물에는 에스컬레이터나 엘리베이터가 없어 항상 계단을 오르내려야 했다. 대중교통도 불편해서 가까운 곳은 당연히 걸어 다녔다.

휴대전화도 컴퓨터도 없어서 앉은 채로 할 수 있는 일도 거의 없었다. 사무직이라도 회사 안팎을 돌아다녀야 했기 때문에 운동량이 상당했다.

게다가 서 있는 시간도 길었다. 지금의 젊은이들처럼 땅바닥에 주저앉는 것은 생각도 못했고, 앉아 쉴 수 있는 곳이라곤 버스 정류장이나 공원에 있는 한두 개의 벤치가 고작이었다. 옛날 사람들의 자세가 꼿꼿한 것은 이렇듯 항상 서서 생활한 덕분이었다. 서 있기만 해도 사람의 근육 사용량은 상당하기 때문이다.

반대로 현대 사람들은 서 있는 데 쓰이는 근육이 잘 단련되지 않아 자세가 좋지 않다. 그래서인지 운동을 하는 젊은이들 중에도 의외로 자세가 나쁜 사람이 많은 것 같다.

게다가 요즘 젊은이들은 조금만 서 있어도 지쳐서 땅바닥에 철퍼덕 주저앉아 버린다. 적당한 운동을 했다면 이렇게까지는 되지 않았을 텐데 말이다.

이제 알겠는가? 옛날 사람들은 일상생활에서 충분한 운동을 했다.

이 말은 곧 우리도 마음만 있다면 충분한 운동을 할 수 있다는 뜻이다.

자투리 시간을 운동에 할애한다

운동이라 하면 달리기를 하거나 역기를 들거나 수영을 하는 등 무언가 특별한 행동을 떠올리게 마련이다. 물론 모두 훌륭한 운동이지만 불편하게 사는 것 역시 엄연한 운동이다.

밖에 나가지 않아도 괜찮다. 방안에 앉아서 **뭉쳐 있는 근육과 힘줄을 여기저기 늘려 주기**만 해도 상당한 운동이 된다.

보통 사람의 경우 자투리 시간, 즉 목적 있는 행동을 하지 않는 시간이 매일 2~3시간은 된다고 한다. 여기에 이동 시간까지 포함하면 대략 5~6시간(집 안에서 이루어지는 이동까지 포함)의 자투리 시간이 매일 확보되어 있는 셈이다.

매일 그 자투리 시간의 일부(1~2시간으로 충분)를 활용하여 걸어 다니거나 근육과 힘줄을 늘려 준다면, 분명 헬스장에 주마다 2~3회쯤 다니는 정도의 운동량을 확보할 수 있을 것이다.

모든 일은 생각하기 나름, 궁리하기 나름이다. 일단 가만히 앉거나 누워서 TV를 보는 시간부터 줄여 보자.

또 수고스러운 가사나 출퇴근을 운동 종목으로 생각하고, 지루하게 기다리는 시간을 체육 시간으로 생각하며, 계단과 비탈길, 멀리 돌아가는 길을 하나의 운동 도구로 생각한다면 어떨까? 어렵지 않게 상당한 운동량을 확보할 수 있을 것이다.

'운동'이라는 말이 부담스럽게 느껴지는가? 그렇다면 단순히 '좀 더 부지런히 몸을 놀린다.'라고 생각해 보자. 생활이 불편해질수록 부지런히 몸을 놀릴 기회는 늘어날 것이다.

휴일에만 하는 운동은 지속하기 어렵다

덧붙여, '주말에 운동을 몰아서' 하는 방식은 좋지 않다.

주말이라는 단기간에 운동을 과하게 했다가 관절이나 힘줄에 무리가 가는 바람에 결국 작심삼일로 끝나는 사람이 많다. 운동을 꾸준히 못한다고 한탄하는 사람들 중에도 이런 경우가 비일비재하다.

그야말로 주객이 전도된 셈이다. 이왕 운동을 한다면 오래 지속하는 것이 좋다. 지하철역에서는 계단을 이용하고 차 안에서는 앉지 말고 서서 가며, 시간에 여유가 있을 때마다 한 구간 정도는 걸어가자.

불편했던 시대의 사람들만큼만 운동하면 충분하다.

🥄 부지런히 몸을 놀려 덕(득)을 쌓는다

'건강하게 오래 살고 싶다.', '병에 걸리지 않았으면 좋겠다.', '병을 빨리 치료하고 싶다.', '날씬해지고 싶다.', '언제까지나 아름다움을 유지하고 싶다.', '머리가 좋아지고 싶다.', '늙지 않았으면 좋겠다.' 이것들은 하나같이 매력적인 소망이다.

그러나 그 소망을 이루는 방법은 단 한 가지뿐, '부지런히 몸을 놀리는 것'이다.

세상에는 몸을 움직이기 싫어하는 사람이 많다. 특히 암 환자 중에도 그런 사람이 많다. **벼랑 끝에 서 있는 상황인 데도 불구하고 몸을 움직이기 싫어하는 이유가 대체 뭘까?** 도무지 알 길이 없다.

자기 뜻대로 사는 인생이니 그냥 내버려 두어도 되겠지만 나는 직업 탓인지 그럴 수가 없다.

사람은 사실 좋은 점을 확실히 깨닫게 되면 의외로 행동을 쉽게 바꾸는 경향이 있다. 그 변화의 계기가 될 만한 연구 결과가 최근 발표됨에 따라 여기에 소개한다.

그 연구 결과의 키워드 중 하나가 바로 '미토콘드리아'다.

미토콘드리아라는 말은 여러분도 한 번쯤 들어보았을 것이다. 세포 속에 존재하며 에너지를 만들어 낸다든가, 좀 더 어렵게는 ATP[01]를 생산하는 곳이라는 말을 중학교나 고등학교 생물 수업 시간에 들었을지도 모르겠다. 혹은 영화로도 제작되었던 「미토콘드리아 이브」[02]라는 소설에서 읽었을지도 모르겠다.

어쨌든 우리 몸의 세포 속에 있는 미토콘드리아 수를 늘려야 한다.

미토콘드리아가 우리의 건강, 질병에 대한 대항력, 치유력, 수명, 체중, 피부, 두뇌의 활성도 등과 무척 밀접한 관계에 있다는 사실이 최근에 밝혀졌기 때문이다.

몸을 부지런히 움직이는 습관을 들여야 이 미토콘드리아 수가 늘어난다고 하면 어떨까? 게으름 피우지 말고 좀 더 부지런히 움직여야겠다는 마음이 들지 않을까?

지금 부지런히 움직여 두면 미토콘드리아를 저장할 수 있다. 지금은 물론이고 장래에 쓸 득(덕)을 쌓는 셈이다.

---

01 ATP: adenosine triphosphate, 아데노신에 인산기가 3개 달린 유기화합물로 아데노신3인산이라고도 한다. 이는 모든 생물의 세포 내에 존재하며 에너지 대사에 매우 중요한 역할을 한다. 즉, ATP 한 분자가 가수분해를 통해 다량의 에너지를 방출하며 이는 생물 활동에 사용된다(출처: 두산백과 'ATP' 항목).

02 원제 「パラサイト · イヴ(Parasite Eve)」, 세나 히데아키(瀨名秀明), 1995.

이제 자동차가 아닌 자전거 또는 걷기, 엘리베이터나 에스컬레이터가 아닌 계단을 선택하자. 부지런히 몸을 놀려야 건강한 생활을 누릴 수 있다.

스트레스는 적을수록 좋다?

대부분은 이 주제의 답을 ○라고 생각하겠지만 그것은 커다란 착각이다. ○라고 대답했다면 스트레스의 의미나 의의를 근본적으로 모르는 사람이다.

이 주제의 답은 ✕다.

이참에 스트레스에 대한 생각을 깨끗이 정리해 두는 것도 좋을 것이다. 스트레스에 대처하는 법은 인생에서 가장 중요한 주제 중 하나이기 때문이다.

현대사회에서는 아무래도 예전보다 스트레스를 받을 일이 많다고 생각하는 사람이 많다.

그래서인지 사회나 국민 개인 문제를 사회적 스트레스 탓으로 돌리고 대충 넘어가려는 경향도 강하다.

그러나 내 생각은 다르다. 지금은 옛날에 비해 훨씬 쾌적하고 살기 편한 시대다. 옛날이 그립긴 하지만 과연 진심으로 예전으로 돌아가고 싶은 사람이 몇이나 있을까?

그렇다면 최근에 스트레스가 많아진 것이 아니라 스트레스에 대처하는 방식이 전반적으로 서툴러졌다고 보아야 하지 않을까?

스트레스가 늘어난 것이 아니라 스트레스에 잘 대처하지 못하는 사람이 늘어났다

병을 극복하고 오래 사는 암 환자와 그렇지 못한 암 환자, 건강하게 오래 사는 노인과 그렇지 못한 노인, 혹은 건강하게 오래 사는 사람과 그렇지 못한 사람의 차이를 비교해 보면 스트레스 대처법이 건강에 어떤 영향을 끼치는지 잘 알 수 있다.

그런데 스트레스에 잘 대처하지 못하는 사람들 대부분은 스트레스가 너무 많아서 혹은 스트레스 정도가 너무 커서 감당하지 못한다고 생각하는 것 같다.

요컨대 스트레스의 많고 적음, 크고 작음만이 중요하다고 생각하는 것이다.

자신이 대처를 잘 못한다는 생각은 좀처럼 하지 않는다. 그래서 악순환을 반복하면서 더 깊은 수렁에 빠지고 만다.

🥤 아기의 울음소리에 흐뭇한 미소를?

분명 스트레스는 좋기보다는 나쁜 경우가 많지만 스트레스는 좋을 수도 있고 나쁠 수도 있다. 원래 스트레스란 단순한 '자극'을 의미하는데, 같은 자극이라도 어떨 때는 기분이 좋고 어떨 때는 불쾌하기 짝이 없게 느껴지기 때문이다.

예를 들어 아기의 울음소리에 흐뭇한 미소를 지을 때가 있는가 하면 같은 아기의 울음소리에 심하게 짜증이 날 때도 있다. 같은 스트레스라도 좋을 때와 싫을 때가 있는 것이다. 스트레스란 단지 '자극' 혹은 '사람을 긴장시키는 요소'에 불과하다.

🥤 사람은 스트레스 없이는 살 수 없다

반대로 스트레스가 너무 적으면 인생 자체가 단조로워진다. 자극이 없으면 인생은 틀림없이 무시무시하게 따분하고 재미없어질 것이다. 사람은 긴장감이 없이는 성공할 수도 성취감을 느낄 수도 없다.

이처럼 우리 인생에는 스트레스가 필수적이다. 사실 인

생은 태어난 그 순간부터 스트레스의 연속이다. 생명 유지에 꼭 필요한 산소조차 우리에게 산화 스트레스를 줄 정도다.

우리는 스트레스를 없앨 수 없다. 살아간다는 것은 그야말로 스트레스를 계속 받는 일이다.

게다가 사람은 혼자서는 살 수 없는 존재다. 누구나 어떤 형태로든 타인이나 사회와 관계를 맺으며 살아야 하므로 결코 스트레스로부터 벗어날 수 없는 것이다.

이제 스트레스를 피하려는 소극적인 태도는 버리자. 오히려 스트레스를 잘 활용하려면 어떻게 할지 생각하는 편이 훨씬 현실적이다.

착한 사람은 빨리 죽는다

암 환자를 볼 때마다 똑같은 생각을 한다. 대부분의 암 환자가 스트레스에 잘 대처하지 못한다는 점이다.

즉 그들은 서투르게도 스트레스(자극)에 대해 지나치게 진지하다(내가 제일 서툰 사람이면서 사돈 남 나무란다고 할지도 모르지만).

암 환자가 스트레스로 생각하는 일을 살펴보면 금전 문

제, 인간관계, 부모의 간병 부담이 대부분이다.

물론 정도의 차이는 있겠지만 어떠한가?

이 금전 문제, 인간관계, 부모 간병 부담 등은 누구나 겪는 문제가 아닐까? 그다지 희귀한 일이 아니라는 말이다.

그런데도 많은 암 환자들은 **자기 스스로 그 큰 짐을 지고 항상 부담에 쫓겨 다닌다.**

어찌 보면 그들은 정말 착한 사람들이다. 남을 탓하기보다 자신을 탓하고 남에게 화를 내기보다 어떻게든 혼자서 문제를 해결하려는 좋은 사람들이다.

사실 불쾌한 스트레스도 단기간이라면 큰 문제는 되지 않는다. 그러나 스트레스를 오랜 시간 받게 되면 이야기가 달라진다. 교감신경이 우위를 차지하고 혈관은 수축하며 소화·흡수·배설 리듬도 깨지고 몸의 순환 기능도 저하되어 결국 자기 치유력(면역력)이 점점 떨어지게 된다.

그래서 결국은 이런저런 질병이 발생하여 환자가 되어버리는 것이다.

이처럼 원하지 않는 일을 너무 오래 하다 보면 그것이 몸에 만성적인 스트레스를 미쳐서 병을 부르게 된다.

스트레스를 줄이려는 노력 자체는 가상하다.

그러나 앞에서 말했듯이 스트레스를 받지 않고는 살아갈 수 없으므로 그런 노력은 별 의미가 없다.

그렇다면 어떻게 해야 할까?

심각한 암을 이겨내고 멋지게 살아남은 암 생존자들이나 건강하게 오래 살고 있는 노인들에게서 그 묘안을 배워 보면 어떨까 싶다.

암 생존자와 건강한 노인들의 공통점은 '세상만사를 지나치게 진지하게 생각하지 않고 스트레스(자극)에 적당하게 대처한다'는 것이다.

약간 불성실한 사람들처럼 보일지도 모르겠다. 하지만 그럭저럭 스트레스를 잘 받아넘기려면 그 수밖에 없지 않을까?

사람은 대부분 자기 관점에서 세상일을 판단하고 상당히 즉흥적으로 말을 내뱉는다. 우리 사회 역시, 여러분도 알다시피 그다지 엄격한 구조로 움직이지는 않는다.

그 점은 정부에서 하는 일을 보면 쉽게 알 수 있다. 지진 피해 복구 대책이나 연금소동이 그 좋은 예다. 뭐든 '대충대충 적당히' 가 아닌가? 우리는 그런 적당한 사회 속에서 살아가고 있다. 아무리 혼자만 철저하게 원칙대로 살려 해도 모난 돌이 정 맞는다는 속담처럼 주변과 마찰만 생기기 일쑤다.

마치 우리가 고속도로에서 제한속도를 고집하다 보면 원활한 교통 흐름을 방해하여 결국은 남에게 폐를 끼치게 되는 것과 같다.

말이 지나쳤는지도 모르겠다. 아무튼 스트레스를 곧이곧대로 받아들이지 말자는 말을 하고 싶다.

자신만만한 사람이 스트레스에 강한 이유

착한 사람이란 어찌 보면 주체성이 없는 사람이기도 하다. 자기주장을 내세우다 보면 때때로 '착한 사람' 을 포기해야 하기 때문이다.

그 사실을 알면서도 자기주장을 하는 사람을 '자립한 사람' 이라 말한다. 자립한 사람은 항상 자신의 뜻대로 행하기 때문에 스트레스에 강하다. 그들은 착한 사람이 아니어도 좋다는 각오로 자기주장을 관철한다.

자기주장을 하는 사람은 자신감이 있어서 자기 판단을 확신한다. 타인의 의견이나 판단에 쉽게 좌우되지 않으므로 스트레스에도 강한 것이다.

또 그들은 본인이 어쩔 수 없는 일에 대해 지나친 이상을 추구하지 않는다. 자신감 있는 사람은 때때로 좋지 않은 상황에 놓이더라도 자신이 할 수 있는 범위 내에서 최선을 다하는 것으로 만족한다. 당연히 고민도 적다.

애써 스트레스를 피하려 하지 말고(모두 부질없는 저항이다!) 태도를 조금 바꿔 한발 물러서 보자.

착한 사람으로 산다 해도 주변에서 '착한 사람'이라고 인정해 주는 것밖에는 사실 아무 이득도 없다. 건강을 생각한다면, 절대로 괜한 책임감을 느껴 지나치게 애를 쓰거나 쓸데없는 노력을 쏟아붓지 말자.

그것이 암 생존자들과 건강한 장수 노인들이 몸으로 우리에게 전해 주는 필생의 교훈일지도 모른다.

스트레스가 클수록
피해도 크다?

미리 말해 두는데, 이 '피해'란 몸에 미치는 피해, 자기 치유력에 미치는 피해를 말한다.

답은 상식적으로 ○같지만 의외로 ✕다. 큰 스트레스는 긴 안목으로 보면 오히려 몸에 그다지 큰 피해를 주지 않는다.

사람은 너무 큰 피해를 오래 감당할 수 없어 스트레스 요인을 단기간에 없애는 쪽으로 움직이기 때문이다. 즉 스트레스가 너무 크면 사람은 생활 방식을 아예 바꾸게 된다.

예를 들어 회사에서 상사와 전혀 맞지 않거나 너무 바빠서 업무량을 소화하지 못한다면 직장을 그만두는 수밖에 없다.

가정에서도 마찬가지로, 남편과 아내가 죽어도 서로를 견딜 수 없다면 이혼하는 수밖에 없다.

즉 스트레스에 대처하기 위해서는 '삶을 바꾸는' 하나의 선택지밖에 없는 것이다.

망설이거나 고민하는 것조차 사치인 이런 경우에는 스트레스도 짧은 시간에 끝나게 된다.

그 외에는 그 큰 스트레스에 대처할 방법이 전혀 없는 것이다. 사표를 던진다거나 이혼한다거나.

그래서 큰 스트레스는 의외로 빠른 시간에 체내에서 사라진다. 피해 강도는 크지만 일시적이라서 그 규모가 크지 않다.

감당할 수 있는 스트레스가 더 무섭다

한편 감당할 수 있는 정도의 스트레스, 즉 그다지 크지 않은 스트레스에는 주의가 필요하다. 사람들은 흔히 이런 스트레스를 인내와 끈기로 장기간 감당하며 보상을 기다린다.

예를 들어 회사를 그만둘 정도는 아니지만, 또는 이혼할 정도는 아니지만 상당한 스트레스를 지속적으로 받는다고 생각해 보자.

그렇게 되면 그 스트레스는 인내와 끈기가 지속되는 한 영원히 계속될 것이다.

어떤가? 감당 못할 만큼 큰 스트레스와 감당할 만한 스트레스, 어느 쪽이 더 나쁠까?

그렇다. 후자, 즉 그다지 **크지 않은** 스트레스 쪽이 의외로 피해가 크다.

그런데 여기까지 말해 놓고 이런 말을 하기는 좀 이상하지만, 스트레스의 크기란 것도 매우 모호한 개념이다.

무엇으로 크다, 작다고 판단하는 걸까? 감당할 수 있는지 없는지도 개인에 따라 다르다.

즉 스트레스를 받는 사람이 누구냐에 따라 스트레스의 크기와 감당할 수 있는지 없는지도 달라진다고 할 수 있다.

그래서 나는, 본인이 큰 스트레스로 느끼지 않는 스트레스가 가장 위험하다는 말을 하고 싶다.

스트레스에 익숙해질 위험성

이 말에 대해 좀 더 설명하겠다. 암 환자들에게 "스트레스를 받는가?"라고 물어보면 "그러고 보니 처음에는 스트레스를 받았죠. 하지만 지금은 그렇지도 않습니다."라고 답하는 사람이 많다.

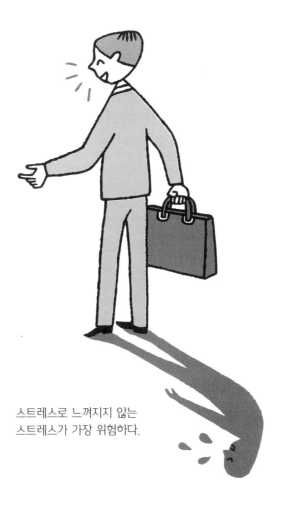

스트레스로 느껴지지 않는
스트레스가 가장 위험하다.

즉 본인이 '스트레스를 자각하지 못하는 상태'라는 것이다. 이처럼 자각이 없는 스트레스는 해소될 기회가 거의 없기 때문에 더욱 심각하다. 그럴 경우 겉으로 보이는 것과는 달리 몸이 스트레스에 만성화되면서 건강은 점점 나빠지게 마련이다.

바꿔 말해 그들은 스트레스에 마비된 채 자신도 모르는 사이에 깊은 상처를 입게 되는 것이다.

그래서 스트레스는 요물이요, 양날의 검이라고 하는 것이다. 스트레스는 인생에 꼭 필요한 원동력이기도 하지만 제대로 대처하지 않으면 어처구니없는 결과를 가져다 주는 골칫덩어리이기도 하다.

건강하게 살기 위한 스트레스 대처법

건강하게 오래 사는 노인들은 모두 스트레스 대처의 고수가 아닐까 하는 생각을 하게 된다.

하지만 한 사람 한 사람 만나보면 그들의 인생이 결코 순탄하지만은 않았음을 알 수 있다. 이런저런 스트레스를 겪으면서도 강인하게 이겨내고 특히 건강하게 사는 노인들에게서는 건강한 기운과 함께 후광 비슷한 것까지 느껴진다.

　그 느낌을 제대로 표현하기가 쉽지는 않지만 말이다.

　요양원 생활도 일종의 단체생활이라서 그 나름의 규칙이 있다. 대표적인 것이 정해진 귀가 시간, 입욕 시간, 그리고 식단 제한이다. 때와 장소에 따라서는 그런 규칙이 갑갑하게 느껴질 수도 있다.

　하지만 노인들은 결코 정면으로 규칙을 어기지 않는다. 대신 관리인, 요양사, 조리사, 간호사와 사이좋게 지내면서 그들을 자기편으로 포섭하여 주변에 폐를 끼치는 일없이 (약삭빠르게?) 규칙을 살살 피해 다닌다.

　달리 말해 상황을 자신에게 유리하게 만들어 놓고 쾌적한 생활을 누리는 것이다. 어찌 보면 **정말 중요한 것** 이외에는 **상당히 제멋대로인 사람들이다.**

　그들은 의사인 나나 간호사가 식사 지도, 건강 지도를 할 때도 상황이 자기한테 불리해지면 갑자기 인지증 환자 흉내를 내거나 귀가 안 들리는 척 한다. 그러면서 우리의 지시를 적당히 무시하는 것이다.

　한편 자기한테 유리할 때는 세상에서 제일 귀 밝은 사람이 되어 멀리서부터 달려와 필요한 것을 요구하곤 한다.

　아주 제멋대로지만 이상하게도 밉지 않은 것이 그야말로

그들의 인덕인지도 모르겠다.

　이것이 스트레스에 대처하는 지혜다. 한마디로 말하자면 '거스르지도 따르지도 않는 태도' 라고 할 수 있을 것이다.

　실례되는 말일지 모르지만, 건강하게 오래 사는 노인들은 대부분 '전혀 고분고분하지 않는 사람' 이다.

　요즘은 요양원을 순회할 때마다 새삼 그런 생각이 든다.

여행은 심신을 소모시킨다?

갑자기 여행 이야기를 해서 당황스러울지도 모르겠지만 여행은 스트레스와 아주 밀접한 관계에 있으니 잘 들어주기를 바란다.

개인적으로 특별히 여행을 좋아해서 그런 것은 아니지만, 나는 암 환자나 노인들에게 적극적으로 해외여행을 추천하는 편이다.

그럴 때마다 "여행을 가고 싶지만 체력이 달려서 망설여진다."라며 주저하듯 대답하는 사람도 많다.

예전에 비해 훨씬 편해졌다고는 하지만 여행에는 상당한 체력이 필요한 것이 사실이다. 또 낯선 곳으로 가야 하니 예상되는 스트레스도 적지 않다.

상식적으로, 병을 앓거나 나이를 먹은 사람들은 체력이나 기력이 남보다 못하기 마련이다. 그러므로 괜히 여행으로 스트레스를 받아 체력과 기력이 더 떨어지지 않을까 염려하는 것도 무리는 아니다. 나도 이전에는 상식적으로 그렇게 생각했다. 그러나 의외로 여행, 특히 해외여행을 자주 가는 암 환자들이 건강하게 오래 산다는 사실을 아는가?

노인들도 마찬가지다. 여기저기 해외를 돌아다니는 노인들 중 지병이 있는 사람도 많지만, 의외로(라고 하면 실례일까?) 그들이 더 건강하게 오래 사는 경향이 있다.

따라서 이 주제의 답은 ✕ 다.

🥤 면역력을 높이는 여행을 떠나자

나도 처음에는 "원래 건강한 암 환자나 노인들이 해외여행을 가니까 결과가 그렇게 나온 거겠지. 해외여행을 한다고 건강해질 리가 없어."라고 생각했다.

하지만 이제는 실제로 여행을 통해 면역력(자기 치유력)이 올라간다는 것을 안다.

물론 그 사실을 뒷받침할 데이터도 있다. 심지어 단순한 혈액 검사 데이터만이 아니라 상당히 진행된 암 환자의 완치율에서도 여행의 효과가 두드러지게 나타난다.

e-클리닉의 의사인 다니구치 선생은 환자에게 여행을 권할 뿐 아니라 본인도 그들과 함께 여행을 자주 다닌다. 그가

연구한 데이터에서도 여행을 다녀온 환자들의 림프구 수가 늘어난 것을 확인할 수 있었다.

"일부러 약간의 부담(스트레스)을 지우면 자기 치유력이 계발되고 증진되는 것 같습니다."

나도 다니구치 선생의 이 말에 적극 동의한다.

여행으로 몸 상태가 나빠진 사람은 본 적이 없다

심신을 일상생활에서 조금 멀리 떼어 놓아 보자.

여행이나 독서도 좋고 다른 취미도 좋다. 일상에서 멀리 떨어지는 일은 뭐든 긍정적인 긴장감(스트레스 부하)을 낳아 심신에 좋은 영향을 끼치는 것으로 보인다.

하물며 좋아하는 일, 호기심이 만족되는 일에 에너지를 소모하는 여행이라면 말할 것도 없다. 물론 몸은 약간 피로해지겠지만 여행지에서 돌아온 후에는 더욱 활기차고 건강하게 생활할 수 있을 것이다.

적어도 지금까지 '여행 때문에 병이 악화되었다'는 이야기는 들어본 적이 없다. 오히려 극적으로 병세가 좋아진 사람은 많이 보았지만.

나는 여행을 특히 추천하지만 본인이 좋아하는 취미라면 무엇이든 좋다. 다만 여행은 만인공통의 취미여서 그런지 일본인들도 일반적으로 좋아하는 것 같다. 일본인 대부분이 해외는 물론 온천 여행이나 혼자 떠나는 여행을 좋아한다. 그렇지만 낚시나 골프 등 개인의 취향에 따른 취미는 여행처럼 모든 사람이 좋아하기가 어렵다.

가끔 '여행이 귀찮다'는 사람도 있지만 '여행이 싫다'는 사람은 아마 없을 것이다.

이처럼 여행, 특히 해외여행은 자기 치유력을 높이는 데 안성맞춤인 도구다. 망설이지 말고 과감하게 여행을 떠나기 바란다.

|제3장| 요 · 약

마라톤은 몸에 좋다?

마라톤은 오히려 몸에 나쁘다. 달리는 행위는 몸을 무리하게
긴장시켜 상당한 스트레스를 유발한다.

바쁜 사람은 운동을 못한다?

달리기를 하거나 헬스장에 가는 것만이 운동은 아니다. '약간
의 불편'을 체험하는 것도 훌륭한 운동이다.

스트레스는 적을수록 좋다?

스트레스를 아예 없앨 수는 없다. 그러니 스트레스를 적당히
해소하는 방법을 생각하자.

스트레스가 클수록 피해도 크다? ✕

감당할 수 있는 스트레스가 오히려 문제다. 스트레스에 익숙해져 자각하지 못하는 상태가 가장 위험하다.

여행은 심신을 소모시킨다? ✕

오히려 여행이 면역력을 높인다는 데이터도 있다. 적당한 스트레스는 심신에 좋은 영향을 미친다는 좋은 증거다.

OX

제4장

건강에 관한
상식

건강의 반대는 질병이다?

이 말은 얼핏 보면 맞는 말 같다. 만약 이 말에 동의했다면, 서양의학의 세뇌(영향)를 다분히 받았다고밖에 말할 수 없다. 이 주제의 답은 ✕다. 하긴 나도 예전에는 이 틀린 상식을 믿었지만.

이 주제로 본격적으로 들어가기 전에 우리 모두에게 익숙한 현대 의학, 즉 서양의학의 치명적인 결함부터 살펴보기로 하자.

여러분도 이 결함에 대해 잘 알아 두면 손해는 보지 않을 것이다. 아니, 이 결함을 모르면 오히려 큰 손해를 볼 수 있다.

서양의학은 병을 진단하는(결정하는) 일을 가장 중요하게 생각하는 학문이다. 즉 일단 병명을 정한 뒤에야 치료에 전념할 수 있는 것이 서양의학이다.

이런 말을 들으면 서양의학이 더없이 원칙에 충실한 것

처럼 보일지도 모르겠다.

그러나 뒤집어 말하면 서양의학은 병명이 정해지지 않으면 치료를 하지 않는, 또는 치료를 못하는 학문이기도 하다.

최첨단 의학이라 일컫는 서양의학이야말로 이처럼 건강과 병을 철저히 양분하는 데 앞장서고 있다.

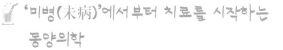

'미병(未病)'에서부터 치료를 시작하는 동양의학

한편 서양의학과 정반대되는 동양의학은 건강과 병 사이의 경계를 확실히 규정하지 않는다. 대신 건강과 병 사이에 '미병'이라는 모호한 영역을 둔다.

동양의학에서는 건강하지도 않고 그렇다고 확실히 병에 걸렸다고도 볼 수 없는, 몸 상태가 약간 좋지 않은 상태를 미병이라 부른다. 그리고 이 미병 단계에서부터 치료를 시작한다.

좀 더 정확히 말해, 현재 건강한 사람이라도 가까운 미래에 건강에 이상이 생길 수 있으므로 이에 대비하여(계절 변화나 연령 증가 등의 예측 가능한 미래) 미리 건강을 향상시켜 두는 것이다.

동양의학의 이런 의료 행위는 일반인에게 잘 알려져 있

지 않다. 서양의학이 최첨단 의학이라는 인상을 지닌 데 비해 동양의학은 '시대에 뒤처진 의학', 또는 '어딘가 미심쩍은 의료', '일종의 광적인 행위'라고 생각하는 사람들까지 있다. 그러나 그것은 커다란 착각이다.

지금 나는 '서양의학과 동양의학 중 어떤 것이 뛰어난가'를 따지려는 것이 아니다. 둘 다 훌륭한 학문이다. 그러므로 각각의 좋은 점을 잘 파악하여 활용하는 것이 최선일 것이다.

모든 사람이 병자라는 생각

건강과 질병, 그리고 미병은 이렇게 생각하면 간단할 것이다.

사실 모든 사람은 병자이며 그 상태, 병의 정도(뒤집어 말해 건강도)가 각각 다를 뿐이다.

세상에 태어난 순간부터 인생이 내리막길을 향하듯, 건강 역시 태어난 순간부터 해를 거듭할수록 점점 저하된다.

특히 40세를 넘으면 그 내리막길의 경사가 그야말로 굴러떨어질 듯 가파르게 변한다.

따라서 속수무책으로 아무 대처도 하지 않으면 어느 순

간에 건강이 나빠지게 마련이다. 건강하게 오래 살 확률이 현저히 저하되는 것이다.

그렇다면 누구나 당연히 그 내리막을 좀 더 완만하게 만들고 싶지 않겠는가?

그러나 서양의학에는 이런 발상이 전혀 없다. 앞서 말했듯 서양의학은 병에 걸려야 비로소 치료가 시작되는 학문이기 때문이다. 이것이 바로 서양의학의 최대의 결함이다.

40세는 인생의 꼭짓점

그러므로 우리 의료계도 서양의학에만 의존하지 말고 동양의학을 적극적으로 받아들여 이 치명적인 결함을 보완해야 한다. 그렇게 하지 않는다면 지금의 일본 의료는 영원히 불완전한 상태로 남을 것이다.

개인적으로 생각해 보아도 우리 의료인이 직접 나서서 이 결함을 보강하는 것이 상책이다. 이 생각에는 이견이 없을 것 같다.

여러분도 '건강의 반대는 질병이다.', '병에 걸렸을 때 의사에게 가면 된다.'라고 느긋하게 생각하는가? 그렇다면 언젠가

후회할 일이 생길지도 모른다.

만약 40세를 넘었다면 '내가 건강하다는 믿음은 환상에 지나지 않는다.' '나는 매일 내리막길을 걷고 있다.' 라는 사실을 명심하기 바란다. 스스로 건강을 향상시키기 위해 노력하지 않으면 가까운 미래에 분명 큰 손해를 보게 될 것이다. 반대로 이미 그렇게 생각하고 있다면 의사로서 참 기쁜 일이겠다.

변비는 체질일 뿐 병이 아니다?

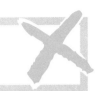

  기껏 변비라고 무시하지는 않는가? 사실 변비 자체는 목숨이 걸린 심각한 문제는 아니다.

  그러므로 변비는 체질일 뿐 병이 아니라고 믿는 것도 조금은 이해할 수 있다.

  그러나 이 주제의 답은 ✕다.

  주변을 둘러보면 습관성 변비로 고생하는 사람이 적지 않다. 요양원에 입소하는 노인들도 대부분 변비 때문에 설사약을 한주먹씩 갖고 들어온다.

  물론 본인들은 병이라고 전혀 생각하지 않는다. 진심으로 체질(혹은 성격)이라 믿는 모양이다. 심지어 설사약을 식사의 일부 또는 식후에 꼭 먹는 디저트처럼 생각하는 이상한 분위기다.

  하긴 수십 년이나 습관성 변비를 겪으면서도 '그럭저럭' 건강하게 오래 사는 사람이 많으니 그들의 말에도 설득력이 아주 없는 것은 아니다.

하지만 변비라고 무시해서는 안 된다.

앞서 말한 노인들이 변비를 해결한다면 '그럭저럭'이 아니라 엄청나게 건강한 노인이 될 것이다. 당연히 오래 살 가능성도 훨씬 커진다.

요양원의 노인들을 관찰해 보아도 변비가 해소되었을 때 더욱 건강하고 활발해지는 것을 알 수 있다. 무엇보다 감기 발생률이 현저히 감소한다.

횟수보다 리듬이 문제

우선 변비의 정의부터 알아보자.

하루에 한 번도 배변을 못하는 것?

일반적으로는 그렇게 생각할지 모르지만 중요한 것은 횟수가 아닌 주기다. 예를 들어 하루에 한 번 또는 하루에 두 번, 아니면 이틀에 한 번도 괜찮다. 정기적으로 배변이 이루어지기만 한다면 변비가 아니다.

문제는 배변이 불규칙해질 때 생긴다. 음식을 먹자마자 배변(물론 설사약 등을 먹지 않고)하거나 하루에 한 번 이상, 적어도 이틀에 한 번 이상 규칙적으로 배변한다면 정상이다.

그러나 3일 동안 배변이 없는 날이 3회 이상되거나 변이 너무 딱딱해서 배변이 무척 힘들거나 반대로 변이 너무 묽어지는 것, 배변이 들쑥날쑥한 것 등은 모두 나쁜 징조다.

왜 징조라고 했을까? 변비란 어디까지나 결과이고 원인은 따로 있기 때문이다.

원인은 소화·흡수·배설 활동의 정체다. 변비나 설사는 그 결과로 나타난 증상이다.

변비는 만병의 근원이라는 말도 있지만 변비 그 자체는 질병이 아니다.

따라서 설사약으로 변비를 해소하는 것은 아무런 의미가 없다.

변비는 몸에서 보내는 경고

소화·흡수·배설 활동에 문제가 발생했는데 설사약으로 변비만 해결한다고 끝날 일이 아니다.

변비가 발생했다면 무엇보다도 먼저 자기 치유력(건강)이 저하되었음을 알아야 한다. 즉 몸이 병에 걸리기 쉬운 상태로 변한 것이다.

원래 체질이 그렇다면서 무시하지 말고 변비를 확실히 해소하는 것이 좋다. 식습관이 문제일 수도 있고 생활이 불규칙해서 변비가 생길 수도 있다. 정신적 긴장감이 오래 지속되어서 그런지도 모르고 운동 부족 탓에 그런지도 모른다. 어쨌든 변비는 결과에 불과하다.

변비는 몸 상태를 말해 주는 일종의 지표다.

즉 우리 몸이 변비를 통해 '건강(자기 치유력)이 나빠졌다' 는 신호를 보내는 것이다.

동시에 '몸 상태가 별로 좋지 않으니 신속하게 조치하라' 는 친절한 조언이기도 하다.

이제 알았는가? 그런 친절한 조언을 무시하고 오로지 설사약에만 의존했던 것이 얼마나 커다란 오류였는지 말이다.

지금 당장 설사약을 버리자

앞에서도 말했지만 요양원에 새로 들어오는 노인들 대부분은 어마어마한 설사약을 가지고 들어온다. 그것도 각자 선호하는 약이 있는지 애용하는 브랜드를 서로 선전하는 모습에 웃음이 나오기도 한다.

어쨌든 설사약은 피하는 것이 좋다.

설사약을 계속 복용하다 보면 스스로 배변하기가 점점 어려워진다. 그래서 마침내 설사약을 한 주먹씩 먹지 않으면 변이 나오지 않는, 아주 부자연스러운 몸이 되고 만다.

이런 과정을 통해 자기 치유력이 만성적으로 저하된 몸으로 변하는 것이 무엇보다 유감이다.

배변 활동이 원활하고 규칙적인 노인들이 습관성 변비인 노인들보다 건강하게 오래 사는 것은 말할 것도 없다.

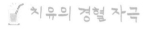 치유의 경혈 자극

그렇다면 노인들의 변비를 어떻게 해소할 수 있을까? 생활 습관을 조금만 바꾸면 된다. 식사를 되도록 규칙적으로 하고 몸을 활발하게 움직이는(스트레칭 운동을 포함해서) 습관을 들이면 대부분의 변비는 해소된다.

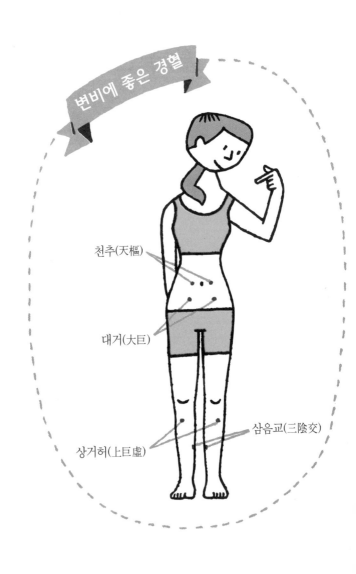

변비에 좋은 경혈

천추(天樞)

대거(大巨)

상거허(上巨虛)

삼음교(三陰交)

입 안쪽은 체내다?

입과 같은 소화관 점막은 체내에 해당할까, 아니면 체외에 해당할까?

이번 주제는 약간 색다르면서도 변비와 다소 관련된 내용이다. 우선 이 질문의 의미부터 설명해야겠다.

"소화관(우리 의사들은 주로 '장관'이라는 말을 쓰지만 여러분은 소화관이라는 말이 더 친근할 것이다) 점막이 어디에 해당하는지 아는 것이 그렇게 중요하냐"고 묻는 사람도 있겠지만 사실 이것은 아주 중요한 문제다. 이 질문은 곧 **몸 안팎의 경계를 묻는 질문**이기 때문이다.

그 경계는 입일까? 그렇다면 구강 내 점막이 체내에 해당할까?

그렇게 생각할 수도 있지만 사실은 그렇지 않다. 우리 몸의 안팎의 경계는 '소화관 벽'이다.

영양소나 수분, 때로는 약물이나 독소까지도 소화관 벽의 상피세포를 지나 체내로 들어가기 때문이다.

즉 소화관 내부는 체내와 체외를 구분하는 매우 중요한 장벽(경계선)이다.

또한 입과 항문 등의 소화관 점막은 몸 바깥에 속한다.

따라서 이 질문의 답은 ✕다.

🥤 소화관은 몸의 안팎을 구분하는 경계선

입에서 항문까지 모든 소화관 점막은 몸 바깥에 속한다. 즉 소화관 벽은 몸 안팎의 경계로서 해로운 물질(독)이 진입하지 못하도록 감시하는 중요한 역할을 한다. 소화관은 결코 단순한 음식의 통로가 아니다.

체내에 무언가를 들이는 일에는 커다란 위험이 동반된다. 혈관주사(수액 등의 점적도 포함)를 생각하면 쉽게 이해될 것이다.

극히 소량의 약제만 주입해도 몸 상태는 완전히 달라질 수 있다. 한 순간에 호흡이나 심장이 멈추고 의식을 잃거나 이와 반대로 거짓말처럼 경련이 멈추고 천식 발작이 멈추기도 한다.

무언가를 체내에 들이느냐 마느냐 판단하는 것은 매우 어렵고도 중요한 일이다. 한걸음만 잘못 디뎌도 곧바로 생명이 위험해지기 때문이다.

하지만 우리는 체내에 음식을 공급해야만 살아갈 수 있다. 그렇다고 아무것이나 섭취할 수도 없다.

소화관, 정확히 말해 장내 환경이 바로 체내에 들어오는 음식을 결정하는 작업을 도맡아 안전 여부를 판단하는 역할을 한다.

몸에 집어넣을 것을 결정하는 소화관

그야말로 소화관은 몸 안팎을 구분하는 대단히 중요한 장기다.

특히 소화관의 크기를 보면 그 중요성을 알 수 있는데, 길이는 약 7미터, 면적으로 계산하면 무려 테니스코트 한쪽 면에 달한다. 몸의 안팎을 구분하는 장기이므로 이 정도 규모는 되어야 하는 것이다.

소화관의 대단함은 그 규모뿐 아니라 '장 능력'에서도 찾아볼 수 있다. 소화관에 분포한 신경세포는 1억 개 이상으로, 이는 척추 전체에 존재하는 신경세포의 수보다 훨씬 많다.

즉 소화관은 훌륭한 신경 기관이라 해도 과언이 아니다.

어떤 학자는 '장은 신경으로 이루어진 그물 타이츠를 뒤집어 쓰고 있다.'고 절묘하게 비유하기도 했다.

소화관은 단순한 관(튜브)이 아니라 스스로 사고할 줄 아는 장기이기도 하다.

무엇을 몸속에 들이고 무엇을 배제하느냐 판단하는 것은 생명의 근간과도 관계되는 아주 중요한 일이다.

이렇게 중요한 역할을 소화관이 도맡아 하는 것이다.

'장 능력' 저하는 곧 면역 기능 저하

장 능력은 여기서 끝나지 않는다. 소화관은 훌륭한 면역 기관이기도 하다. 전신을 돌아다니는 림프구 중에서 약 60%, 즉 절반 이상이 소화관에서 기능한다. 또 림프구가 항체를 만들 때도 이 소화관에서 약 60% 분량이 만들어진다.

이 사실은 매우 중요하다. 최근 20~30년 사이에 꽃가루 알레르기, 아토피를 비롯한 각종 알레르기 질환이 늘어난 것이 소화관의 면역 기능이 저하된 탓이라는 주장이 있기 때문이다. 알레르기 질환의 증가는 장 능력을 돕는 발효 식품의 소비량 저하 추세와도 부합하는 중대한 현상이다.

이야기가 너무 앞서 나간다고 비난할 사람도 있겠지만,

나는 대부분의 만성질환이 소화관의 면역 기능 저하와 깊은 관련이 있다고 믿는다. 암 환자가 대체로 건강한 식생활을 하지 못한다는 사실도 소화관의 면역력 저하로 인한 암 발병과 무관하지 않을 것이다.

또 소화관 내에는 신경세포나 면역세포(림프구) 외에도 수많은 미생물(세균)이 공생한다. 그 수는 100조 개, 중량으로 치면 약 1킬로그램이나 되는 엄청난 양이다.

아무런 이유 없이 이렇게 방대한 양의 미생물이 우리 장 내에 살고 있을 리가 없다. 아무래도 미생물이 우리 몸에 큰 영향을 미치는 것이 분명하다. 이들이 아무 역할도 하지 않는 것이 오히려 더 이상하지 않을까?

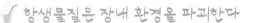 항생물질은 장내 환경을 파괴한다

그런데 노인들은 대부분 항생물질을 맹신하는 경향이 있다. 항생물질이 감기를 다스리고 병을 치료한다고 착각하기도 한다. 어쨌든 건강이 나빠질수록 항생물질에 의존하는 사람이 많다는 사실에 나는 놀라움을 감출 수 없다.

항생물질은 병원균인 미생물(세균)을 죽이거나 그 증식을 억제하는 약이다. 이때 소화관 내의 미생물도 죽이므로 장내 환경이 엉망이 되어 소화·흡수·배설의 흐름까지 흐트러지게 된다.

실제로 항생물질을 섭취한 노인들 대부분은 변비나 설사, 복부 팽만감, 거북함 등의 증상을 호소한다. 그래서 위장약을 다시 찾게 되고, 결국은 약제의 악순환에 빠지고 마는 것이다.

그렇게 되면 면역력이 더욱 떨어질 것은 불 보듯 뻔하다. 소화관은 우리의 소중한 생명선이므로 그 능력을 건전하게 유지하는 것이야말로 건강하게 오래 사는 지름길임을 잊지 말자.

지금까지 '장 능력'에 대해 다소 길게 설명했다. 아무도 화제로 즐겨 삼지 않는 '장 능력'의 중요성을 어떻게든 내 나름대로 강조하고 싶었다.

아무 증상도 없으면 건강한 것이다?

증상이 없으면 생활에 불편이 없으므로 특별히 곤란할 일도 없다. 그러니 병원에 가서 의사에게 진료 받는 일도 거의 없다.

그러나 태어나면서부터 몸이 튼튼하여 약간의 불편한 증상조차 겪어본 적이 없으므로 의사를 만날 필요가 전혀 없다는, 건강만은 자신 있다고 외치는 건장한 사람이 의외로 더 위험하다는 이야기를 들어본 적이 있는가?

한편 늘 어딘가가 아파서 의사의 진료를 자주 받는 사람은 오히려 위독한 병에 걸리지 않고 오래 산다는 말도 많이 듣는다.

이런 일은 실제로도 빈번하다. 그러므로 증상이 없다고 해서 건강하다고 단정할 수는 없다. 즉 이 주제의 답은 △다.

'△라고? 그럼 증상에 관계없이 정기적으로 건강 검진

을 받으면 되는 것 아닌가?'라고 생각하는 사람이 있을지도 모르겠다.

뒷부분에서 자세히 설명하겠지만 성가시게도 그렇게 단순하게 끝날 문제가 아니다.

'그럼 어떻게 하라는 거야?'라며 분통을 터뜨리는 사람을 위해서라도 이 주제를 되도록 쉽게 설명해 보자.

🥤 '부정수소(不定愁訴)'

'부정수소'라는 말을 들어본 적이 있는가?

이번 주제의 키워드는 부정수소라는 낯선 말이다.

부정수소란 '몸이 나른하다', '몸이 무겁다', '아침에 눈이 잘 안 떠진다.', '식욕이 없다.', '눈이 침침하다.', '어깨가 결린다.', '허리가 아프다.', '무릎이 아프다.', '헛배가 부르다.', '변비가 계속된다.', '잠을 못 잔다.', '몸이 으슬으슬하다.', '안색이 나쁘다.', '의욕이 없다.' 등등 의사에게 진찰받을 정도는 아니지만 어딘가 몸이 좋지 않은 상태를 가리킨다.

물론 누구든 부정수소를 경험하고 시간이 지나면 증상이 사라지는 경우가 대부분이므로 그 자체가 특별히 문제되지는 않는다.

이러한 이유로 부정수소를 크게 신경 쓰지 않고 그냥 넘기기 쉽다. 만성 변비에 시달리는데도 '체질 탓'으로 생각하며 내버려두는 사람들도 이에 해당한다.

그러나 부정수소를 가볍게 여겨서는 안 된다. 부정수소는 몸이 우리에게 보내는 중요한 메시지이기 때문이다.

'건강이 나빠졌다' 혹은 '질병에 대한 저항력이 약해졌으니 주의하라'는 친절한 경고 메시지다.

'과로하는 것 아닙니까?'

'지나치게 고민하고 있습니다.'

'생활 리듬이 무너졌습니다.'

'과식하지 마세요.'

'운동 부족입니다.'

'신경을 너무 많이 쓰고 있습니다.'

'술을 너무 많이 마시지 마세요.'

이렇게 우리 몸이 생활 습관이나 사고방식을 고치라고 경고하고 있다.

부정수소를 소홀히 여기고 무시하느냐, 아니면 진지하게 받아들이느냐에 따라 이후의 인생은 크게 달라질 것이다.

그런 의미에서 이 부정수소는 인생의 커다란 터닝 포인트가 되기도 한다.

경고 메시지를 받아들이는 법

참고로, 암 환자들은 "그러고 보니 그때부터 ○○이었네……."라는 말을 자주 한다. 예를 들면 '작년부터 변비가 시작되었다.', '2~3년 전부터 감기에 자주 걸렸다.', '그때부터 식생활이 불규칙해졌다.', '몸이 차가워졌다.' 등등 사소한 변화를 말하는 것이다.

혹은 인간관계로 고민하는 등 스트레스를 받을 만한 사건이 있었다고 고백한다. 그런 암 환자들의 경우 생활 습관이나 사고방식을 개선하면 암 완치율이 높아진다.

그리고 그에 발맞춰 오래된 부정수소도 조금씩 없어지게 된다.

한편 생활 습관이나 사고방식을 바꾸지 않는 암 환자는 암이 치료되지 않을뿐더러 부정수소 해소에도 전혀 진전이 없다.

나는 이런 현상을 수없이 목격하면서 부정수소가 경고의 메시지라는 것을 깨닫게 되었다. 부정수소가 나타난 것을 계

기로 생활 습관이나 사고방식을 바꾸면 웬만한 병은 예방할
수 있다.

☕ '기껏 부정수소'라고 무시하지 말 것

물론 명확한 증상이나 부정수소가 전혀 없고 체중 변화
도 거의 없다면 대개 건강한 상태라고 판단할 수 있다.

그러나 조금이라도 불편한 곳이 있다면 '기껏 부정수소'
라고 무시하지 말고 몸에서 보내는 메시지에 귀를 기울이기
바란다.

거듭 말하지만 특히 40세를 넘으면 인생의 내리막길의 경
사가 급해진다. 조금만 방심하면 언제 굴러 떨어질지 모른다.
그러므로 스스로 노력해서 자기 치유력을 높이는 일을 절대
게을리해서는 안 된다.

해마다 건강 검진을 받으면 괜찮다?

해마다 건강 검진을 받는 것에는 대찬성이지만 그렇다고 안심하기는 조금 이르다(여기서 벌써 이 주제에 대한 답을 ✕ 로 매기는 사람도 많을 것이다).

건강 검진은 100% 정확하지 않아서 몸의 이상을 빠짐없이 찾아내지 못하기 때문이다. 그 점을 착각하는 사람이 많아서 반드시 주의를 환기할 필요가 있다.

"100% 완벽하지 않다면 검진을 받아도 무의미하지 않을까?"

그런 의견을 내놓는 사람도 있다.

'건강 검진은 받으나 마나', 심지어 '건강 검진은 결과를 기다리는 초조함을 안겨줄 뿐'이라고 말하는 사람도 있다.

물론 그 말대로 검진은 100% 정확성을 보장하지 못하기 때문에 무용지물이 될 수도 있다.

그러나 적어도 암 검사 위주의 검진이라면 받아 두는 편이 안전하다.

e-클리닉에 상담을 의뢰하는 사람들, 특히 상당히 진행된 암 환자들 중에는 1년 이내에 검진을 받지 않은 사람이 많다.

특히 40세가 넘었다면 암 검사 위주의 검진을 적어도 1년에 한 번은 받는 편이 무난하다.

건강 검진을 받는 요령

그러나 검진을 과신해서도 안 된다.

때때로 위음성[01]이나 위양성[02] 같은 오류가 나오기 때문이다. 위음성은 자칫 목숨까지 위협할 수 있고, 위양성은 쓸데없는 불안과 스트레스를 안겨준다.

하지만 건강 검진을 받지 않아서 암을 너무 늦게 발견하는 경우가 수없이 많은 것에 비하면 이런 오류는 그야말로 가끔씩만 생기는 일이다.

그렇게 생각하면 역시 검진은 받는 편이 현명하다.

---

01 위음성(false negative): 본래 양성이어야 할 검사 결과가 잘못되어 음성으로 나온 경우(출처: 두산백과)

02 위양성(false positive): 본래 음성이어야 할 검사 결과가 잘못되어 양성으로 나온 경우(출처: 두산백과)

무엇보다 이번 한 번의 건강 검진 결과만 보고 일희일비하지 않는 것이 중요하다. 건강 검진 결과를 받았다면 이전(전회나 전전회)과 달라진 부분을 주의 깊게 관찰해야 한다.

'저번 결과와 비교했을 때 이번 결과는 어떠한가?'
'건강이 좋아졌는가, 제자리걸음인가, 아니면 나빠지고 있는가?'
대략이라도 이런 점을 파악하는 것이 좋다.

진단서를 보고 향후 대책을 강구하자

그리고 또 한 가지 중요한 일은 결과를 바탕으로 대책을 강구하는 것이다.

예를 들면 '체중이 점점 불고 있다.', '혈압이 높아지는 추세다', '림프구 수가 줄어들었다.' 등의 변화에 주목하자. 그 외에도 예를 들자면 끝이 없지만, 각종 혈액검사 수치가 올라가거나 내려가는 등의 변화를 파악하여 적절히 대처해야 한다.

수치가 아직 기준치(정상치) 이내거나 기준치에서 살짝

건강 진단 결과를 바탕으로
향후 대책을 강구하자.

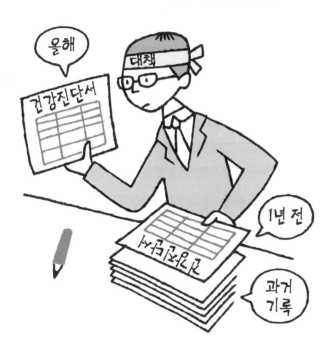

벗어난 정도라 해도 방심은 금물이다. 의사는 괜찮다고 하겠지만 본인은 그런 변화에 민감하게 대처할 필요가 있다.

그렇기 때문에 본인의 노력과 건강 검진이 필요한 것이다.

🥛 건강 변화를 확인할 것

좀 더 쉽게 말해 건강 검진은 그저 질병을 발견하기 위해 받는 것이 아니라 건강(질병)의 변화를 파악하기 위해 받는 것이다. 오히려 그 역할이 압도적으로 중요하다.

또 건강 검진은 그동안 자기 치유력을 높이기 위해 기울였던 노력이 얼마만큼 결실을 맺었는지 평가할 절호의 기회이기도 하다.

건강 검진을 통해 '좀 더 몸을 움직여야겠다', '일 속도를 조금 늦추어야겠다', '인간관계를 재점검해야겠다' 는 등 생활 습관과 사고방식을 바꾸기로 결심하는 사람도 많다.

한 번의 검사 결과를 보며 일희일비할 뿐이라면 건강진단은 그야말로 의미 없는 행사가 되고 만다.

평일의 수면 부족은 휴일에 종일 자면서 해소한다?

수면은 자는 시간을 더하고 빼서 총합만 맞추면 될 만큼 단순하지 않다.

이 점만 생각하더라도 이 주제의 답은 ✕ 임을 어렵지 않 게 알 수 있다.

수면은 단지 시간만 확보하면 끝나는 일이 아니다. 수면의 질과 주기까지 반드시 고려해야 한다.

잠자리에 드는 시간과 일어나는 시간도 중요하다. 수면 역시 하루 생활의 중요한 일부로서 결코 24시간의 생활 리듬 과 떼어 생각할 수 없기 때문이다.

하루 동안에는 생활 리듬이 있다. 여러분이 24시간 단위 로 활동하듯 여러분의 몸도 24시간 단위로 기능한다.

이러한 우리 몸은 생활 리듬이 흐트러지는 것을 무척 싫 어한다. 생활 리듬이 무너지면 자기 치유력을 그날그날 회복

할 수 없기 때문이다.

유난히 스트레스를 많이 받은 날이라면 그 다음날도 분명 상당한 피해가 예상되므로 우리 몸은 낮에 받은 피해를 그날 밤 안에 복구하려 한다.

따라서 수면은 단순한 휴식이 아니다. 여러분은 쉰다고 생각할지 모르겠지만 몸은 열심히 일하고 있다. 여러분이 다음날 잘 생활할 수 있도록 꼼꼼하게 준비하는 것이다. 밤에 자는 동안 우리 몸은 낮에 훼손된 자기 치유력을 복구한다.

수면을 소홀히 한다면 그 복구 작업을 방해하는 셈이다. 잠을 잘 자야 자기 치유력(면역력)이 건전하게 유지된다.

그러므로 현재 수면이 부족하거나 수면 리듬이 불규칙한 사람은 면역력이 현저히 저하된 상태라고 할 수 있다.

바른 생활을 하면 면역력이 강해진다

"규칙적인 생활을 하라."는 말은 누구나 어릴 때부터 귀에 딱지가 앉도록 들었을 것이다. 그런데도 사람들은 아직 규칙적인 생활을 가볍게 여기는 것 같다.

생활이 불규칙한 사람일수록 자기 치유력이 눈에 띄게

낮다는 것, 그리고 그것이 때때로 질병의 원인이 된다는 것은 암 환자들을 보면 잘 알 수 있다.

따라서 특히 40세가 넘었다면 불규칙한 생활을 피해야 한다. 수면도 되도록 규칙적으로 하여 **취침은 되도록 밤 12시 이전에, 기상은 6~7시 이전에 하자. 그리고 적어도 6~7시간 이상 푹 쉬는 것이 제일 중요하다!**

약간 진부하게까지 들리는 지극히 당연한 일에 자기 치유력이 달려 있다. 아득한 옛날부터 들어왔던 가르침이지만 그 중요성은 변함이 없다. 우리 인간도 어차피 자연의 일부이니 자연의 리듬을 거스르지 않는 것이 좋다.

참고로 암 환자들의 경우, 지금까지 불규칙했던 생활을 규칙적으로 개선하기만 해도 면역력 지표인 림프구가 현저히 상승하는 사례가 많다.

한편 야근 등으로 인해 생활이 조금만 불규칙해져도 림프구 수는 현저히 저하된다. 24시간의 생활 리듬, 특히 규칙적인 수면 리듬은 건강하게 오래 살기 위한 가장 중요한 요소 중 하나임을 잊지 말자.

시간보다 더 중요한 두 가지 포인트

"규칙적으로 살아야 한다는 것에는 동의한다. 그렇다면 수면은 구체적으로 어떻게 해야 할까?"라고 묻는 사람이 있을 것이다.

수면 시간은 몇 시간이 좋을까?

데이터에 의하면 수면을 7시간 취한 사람이 가장 오래 사는 것 같다.

하지만 여기에는 개인차가 있으니 수면 시간에는 크게 신경 쓰지 않아도 된다.

그보다 중요한 것은 '아침에 눈이 번쩍 떠지는가?' 그리고 '낮에 생활에 지장이 있을 만큼 졸리지 않은가?' 이 두 가지다.

5시간만 자도 아침에 몸이 가뿐하고 낮에 졸리지 않다면 아무 문제가 없다.

한편 9시간을 자도 아침에 몸이 무겁고 낮에도 견딜 수 없이 졸린다면 수면의 질에 문제가 있는 것이다.

저녁 해보다 아침 해를 쬐자!

수면과 24시간의 리듬에 관하여 기억할 것이 하나 더 있다. 가능한 한 일정한 시간에 기상해서 아침 해를 쬐는 것이 건강에 좋다는 사실이다.

앞에서 사람은 24시간 단위로 생활한다고 말했지만 사실 체내 시계는 25시간 단위로 돌아가고 있다.

그 오차를 수정하지 않으면 하루의 리듬이 조금씩 어긋나게 된다. 그러면 어떤 형태로든 일상생활에 지장이 생길 것이다.

그래서 매일 체내 시계를 초기화해야 하는데 아침의 햇빛이 그 초기화 버튼을 누르는 역할을 한다.

따라서 우리는 하루 24시간의 리듬을 유지하기 위해 매일 같은 시각에 일어나 아침 해(왜 그런지 저녁 해는 안 되는 것 같다)를 쬐야 한다. 전부터 올빼미 생활이 건강에 좋지 않다는 이야기를 많이 들었는데, 역시 과학적 근거가 있는 말이었다.

편히 쉬면 쉴수록 몸에 좋다?

이것은 맞는 말처럼 들리지만 사실은 틀린 말이다.

원칙적으로 긴장을 풀고 편히 쉬는 것은 분명 몸에 좋은 일이다. 이 말에는 이론이 없을 것이다.

그러니 '오랫동안 쉴수록 몸이 더 건강해지지 않을까?'라고 생각하는 것도 무리가 아니다.

하지만 이는 사실이 아니다. 실제로 그렇게 느슨한 생활만 하는 사람은 건강도 좋지 않고 질병에도 약하고 심지어 수명도 짧다.

따라서 이 주제의 답은 ✕ 다!

요양원의 노인들만 보아도 분명하다. 항상 시간에 여유가 있어서 느긋하게 사는 사람이 건강하게 오래 살 것 같지만 실제로는 반대다. 그런 사람들이 오히려 계절이 바뀔 때마다 병원 신세를 지고는 한다.

한편, 무언가 배우는 노인들은 발표회나 과제 때문에 느긋하게 쉴 시간이 상대적으로 적다. 아무 것도 하지 않는 노인들보다 긴장감을 느낄 일도 많다.

그러나 그런 노인들이 결과적으로는 건강하게 오래 산다.

긴장감이 없으면 이완 효과도 떨어진다

일반적으로 림프구 수가 많으면 자기 치유력(면역력)이 높다고 할 수 있다.

확실히 암 환자들의 경우, 처음에는 대부분 확 떨어져 있던 림프구 수가 점차 상승하면서 병세가 안정되는 모습을 보인다.

그래서 우리는 환자를 되도록 편히 쉬게 하면서 림프구 수를 늘려 자기 치유력을 향상시키고자 한다.

그러나 림프구 역시 한없이 늘린다고 좋은 것은 아니다. 거기에도 한도가 있다. 계속 쉬다 보면 림프구 수가 확 늘어나기는 하지만 오히려 몸 상태는 나빠지는 경향이 있다.

즉 림프구가 너무 많아지면 오히려 자기 치유력이 떨어

지는 것이다. 따라서 과도한 휴식은 건강을 해친다고 볼 수 있다.

원래 긴장이 있어야 이완도 있는 것이다. 긴장감과 편안함이 상응하지 않으면 이완의 효과도 희박해진다.

사람은 완급이 중요하다

결국 생물(사람)은 '완급' 혹은 '기복'으로 불리는 ON과 OFF의 리듬(움직임이나 변화)이 있어야 활기차게 생활할 수 있다.

다시 말해 휴식과 휴식 사이에 적당한 스트레스와 긴장감을 끼워 넣어야 건강하게 오래 사는 것이다.

냉방병은 에어컨과 가습기로 극복한다?

에어컨은 현대사회에 없어서는 안 될 물건이다. 무더운 여름날 에어컨 신세를 전혀 지지 않고 살 수 있는 사람은 거의 없을 것이다. 하루에 몇 시간씩 에어컨 바람을 쐬는 사람도 적지 않다.

그러나 현대의 필수품인 에어컨도 활용하기 나름이다. 에어컨 사용법에 따라 우리의 건강이 크게 좌우된다는 것은 현대인에게는 상식과도 다름없다.

그럼 우선 겨울철부터 살펴보자. 여러분도 잘 알다시피 **에어컨만으로 난방을 하면 건강에 좋지 않다.** 실내가 너무 건조해지기 때문이다.

건조한 공기는 바이러스가 가장 좋아하는 환경이다.

즉 에어컨만으로 이루어지는 난방은 우리 몸에 극히 나쁜 영향을 미친다.

그럼 등유나 가스난로를 병행하면 어떨까? 이것들 역시 공기를 건조하게 만들기는 마찬가지이므로 좋은 해결책이 될 수 없다.

참고로 건조한 공기에서는 바이러스 감염증뿐 아니라 아토피 등 피부 질환이나 알레르기 질환도 잘 생긴다.

🥤 일본 주택에 가습기는 부적합하다

공기가 건조하니 가습기를 사용해야겠다고? 얼핏 좋은 대책처럼 들리지만 그다지 추천하고 싶지 않은 방법이다.

가전제품을 파는 회사에서 발끈할지도 모르지만, **오늘날 일본 주택은 기밀성이 너무 높아** 바람이 전혀 통하지 않다 보니 가습기를 쓰면 집안에 이슬이 잘 맺힌다. 그러면 결국 집이 곰팡이의 온상이 되고 만다.

예전처럼 적당히 외풍이라도 있으면 다행이겠지만 요즘에 지어진 집들은 외풍도 전혀 없다. 가습기는 편리한 도구지만 역시 편리한 이면에는 이런 문제가 도사리고 있다.

🥤 '나이팅게일의 제일 원칙'을 지키자

따라서 환기를 정기적으로 할 필요가 있다. 이것이 가장 단순하면서도 효과적인 대책이다. 다만 그렇게 생각하는 사람이 별로 없다는 것이 유감일 뿐이다.

저 유명한 나이팅게일도 간호의 제일 원칙을 '환자가 호흡하는 실내의 공기를 신선한 외기와 똑같이 유지하는 것'으로 삼았다. 환기가 얼마나 중요한지 입증하는 말이다.

그 외에도 비용을 좀 더 투자하여 가습 기능이 있는 공기청정기를 구비하는 것도 좋다.

그리고 밤에 잠자리에 들기 전에는 반드시 에어컨을 끄자. 잠자리를 자신의 체온으로 서서히 덥히면서 잠드는 것이 몸에는 가장 좋다.

여름에는 차가운 맥주와 에어컨에 주의할 것!

그렇다면 여름에는 어떨까? 여름에는 실내 온도가 지나치게 낮아지지 않도록 주의해야 한다.

원래 우리 몸은 체온이 떨어지면 자기 치유력(면역력)도 떨어지게 되어 있다. 그러니 체온을 가능한 한 떨어뜨리지 않고 유지하는 편이 좋다.

이 점에서는 역시 중국 사람들(최근 젊은이들은 그렇지도 않은 것 같지만)을 본받았으면 좋겠다. 놀랍게도 그들은 무더운 한여름에도 차가운 음료를 거의 마시지 않는다.

그들은 레스토랑에서 맥주를 주문할 때도 일부러 미지근하게 해서 달라고 할 정도로 체온을 철저히 지킨다.

하지만 그것이 정답이다. 우리 몸은 온도(체온)가 내려가면 상태가 급격히 나빠진다. 하물며 찬 맥주를 한숨에 들이키다니, 그것은 자살 행위와 맞먹는 행동인지도 모른다.

그리고 사람은 자는 동안에는 체온조절이 원활하게 이루어지지 않는다. 그래서 취침 중 온도 조절이 더욱 중요하다. 잠들기 전에 에어컨을 끄는 것이 원칙이지만 그것이 도저히 무리라면 최소한 실내 온도가 너무 낮아지지 않도록 타이머를 설정해야 한다. 건강하게 오래 살고 싶다면 야간 에어컨은 무조건 피하는 것이 좋다.

여름과 겨울뿐 아니라 사시사철 에어컨 바람을 쏘이며 건강을 해치는 사람도 요즘은 셀 수 없이 많다.

에어컨은 우리 생활에 꼭 필요하지만 여러분이 생각하는 이상으로 몸에 큰 영향을 미치는 물건이기도 하다. 에어컨은 단순한 실내 인테리어가 아니다. 에어컨을 지혜롭게 활용하지 않으면 나중에 크게 후회하게 될지도 모른다.

건강의 반대는 질병이다?

건강과 질병 사이에 명확한 경계선은 없다. 동양의학에서는 모든 사람을 병자로 여긴다.

변비는 체질일 뿐 병이 아니다?

변비는 몸에서 보내는 경고다. 본인은 모르지만 몸에 무언가 문제가 생겼을 가능성이 있다.

입 안쪽은 체내다?

입을 비롯한 소화관 점막은 몸의 안팎을 구분하는 경계선으로서 체외에 해당한다.

아무 증상도 없으면 건강한 것이다? △

확실한 증상이 없어도 부정수소의 유무에 따라 ○ 또는 ✕를 매길 수 있다.

해마다 건강 검진을 받으면 괜찮다? ✕

건강 검진은 100% 정확하지 않다. 그래도 받지 않는 것보다는 받는 편이 낫다.

평일의 수면 부족은 휴일에 종일 자면서 해소한다? ✕

수면은 저축할 수 없다. 또 수면 시간보다 수면의 질과 수면 주기가 중요하다.

편히 쉬면 쉴수록 몸에 좋다? ✕

긴장감이 없다면 휴식의 효과도 반감된다. 생활에 완급을 주는 것이 건강에는 최선이다.

냉방병은 에어컨과 가습기로 극복한다? ✕

공기를 건조하게 만드는 에어컨과 곰팡이의 온상이 되는 가습기가 만나면 최악의 결과를 낳는다. 환기의 중요성을 잊지 말자.

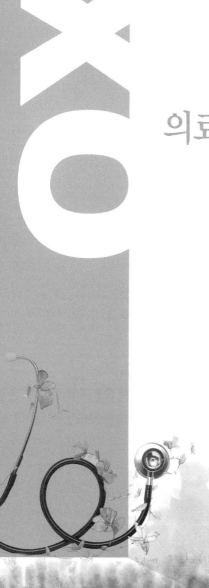

제5장

의료에 관한 상식

병은 의사에게 맡기면 된다?

이런 생각을 하는 암 환자 대부분은 유감스럽게도 오래 살지 못한다. 이 주제의 답은 말할 것도 없이 ✕다. 이것이 현실이다.

이렇게 말하면 몹시 불안해질지도 모르지만 한번 관점을 바꾸어 보자.

'병은 원래 스스로 고치는 것이다. 내가 내 병을 고쳐야 한다.'라고 생각하는 암 환자는 3개월이나 6개월 선고를 받고도 상당히 건강하게 오래 사는 경향이 있다.

이제 조금 희망이 생겼는가?

원래 병은 의사가 고치는 것이 아니다. 이것은 전혀 새로운 생각도 엉뚱한 생각도 아니다. 무려 2,400년 전에 저 유명한 고대 그리스 의사 히포크라테스가 했던 선서다.

하물며 이 선서는 현대에 와서도 가장 중요한 덕목으로 통용되고 있다.

'그럼 의사가 하는 일이 뭘까?'

그렇다. 이것은 아주 중요한 질문이다.

사실 의사에게는 중대한 사명이 있다. 바로 환자가 병을 치료할 계기를 만들어 주는 것이다.

의사의 사명은 '가르치기'와 '돕기'

"계기를 만든다고요? 그뿐입니까?"

'뿐'이라는 말은 적합하지 않다. 이 계기야말로 무엇보다 중요하기 때문이다.

원래 우리 몸에는 자기 치유력이 있다. 그러나 많은 사람이 자기 치유력의 존재조차 모르거나 그 능력을 과소평가하고 있다.

칼에 베인 상처를 낫게 하는 것도, 감기를 치료하는 것도 자기 치유력이다. 이처럼 베인 상처나 감기 정도는 자기 치유력으로 어떻게든 해결할 수 있지만 암처럼 심각한 병은 경우가 다르다.

암 환자도 마찬가지로, 자기 치유력의 중요성을 깨닫고 스스로 병을 치료하려는 강한 의지를 품어야만 자기 치유력을 십분 활용할 수 있다.

그리고 의사는 이때, 환자에게 자기 치유력의 존재를 알리고 자기 치유력의 중요성, 자기 치유력을 높일 방법을 가르쳐야 한다.

의사가 병을 고치는 것이 아니다

자기 치유력이 정상적으로 기능하기까지는 일정한 시간이 필요하다. 경우에 따라서는 월 단위의 시간이 소요되기도 한다.

그 사이에 수술이나 약물 등의 수단으로 '시간을 버는 것'도 의사의 할 일이다.

다시 말해 의사는 "시간을 투자하여 스스로 노력하세요. 그렇게 하면 자기 치유력이 높아져 병이 저절로 나을 것입니다."라고 환자를 격려해야 한다.

또 의사는 자기 치유력이 본격적으로 가동되고 그 위력이 발휘될 때까지 필요에 따라 대증요법을 실시하며 시간을 벌어야 한다.

이제 환자와 의사의 역할 분담을 명확하게 이해했는가?

경미한 병(사실 그런 것은 '병'이라고 부르지도 않지만)의 경우, 의사의 도움 없이도 자기 치유력이 충분히 발휘된다.

그러나 암처럼 심각한 병이라면 환자와 의사가 긴밀한 팀워크를 발휘하며 치료에 임할 필요가 있다. 다시 말해 의사의 도움도 필요하지만 본인의 노력이 가장 중요하다.

거듭 말하지만 치료의 주역이자 진정한 주치의는 어디까지나 의사가 아닌 환자 본인이다.

 내 병은 내가 치료한다

암 환자 이야기를 좀 더 해 보자.

- 스스로 노력하지 않는다.
- 무엇이든 의사에게 맡긴다.
- 항상 수동적인 자세다.

이런 암 환자는 유감스럽지만 대개 오래 살지 못한다.

이처럼 확고한 사실을 반면교사로 삼는다면 앞으로 말할 내용도 충분히 받아들일 수 있을 것이다.

내 병은 내가 치료한다는 마음가짐으로 의사와 원활하게

소통하면서 병에 맞서자. 그리고 본인이 할 수 있는 일에는 아낌없는 노력을 쏟아붓자.

이렇게 하면 암을 극복하고 건강하게 오래 살 확률이 높아진다.

이것은 의사인 내가 암 환자와 생존자들에게서 매일 배우는 교훈이다.

"의사에게 맡기기만 하면 병을 치료할 수 없다!"

즉 본인도 반드시 노력해야 한다는 말인데, 써놓고 보니 지극히 당연한 이치이기도 하다.

의사는 그 목적에 맞게 잘 활용하기만 하면 되는 사람이다.

의사가 처방해 준 약을 모두 다 먹어라?

얼핏 들으면 아주 지당한 말 같다.

아마 의사나 약사들에게 물어보아도 입을 모아 "당연히 답은 ○ 아닙니까?"라고 일축할 것이다.

그러나 내 의견은 ✕에 가깝다.

생각해 보자. 만약 이 주제의 답이 ○라면 약물로 인한 피해가 이처럼 빈번할 리도 없고 의원병(醫原病)[01]이라는 무서운 병도 없었을 것이다.

의사도 인간이기 때문에 실수할 때가 있다.

이런 말을 하면 의료업계에서 파문당할지도 모르지만. 아니, 이미 절반은 파문당한 꼴이니 결국은 마찬가지인가?

어쨌든 이 주제의 답은 ✕다.

---

01 의원병: 어떤 병을 고치기 위하여 사용한 약 또는 치료가 원인이 되어 새로 생겨난 병(출처: 두산백과).

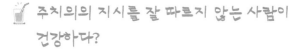

주치의의 지시를 잘 따르지 않는 사람이 건강하다?

적어도 내 주변 사람들, 그리고 암 환자들을 보면 이 말이 맞는 것 같다.

내 주변에도(극히 소수지만) 의사가 처방한 약이라면 하나도 남기지 않고 모두 먹어치우는 아주 순종적이고 성실한 사람이 간혹 있다. 그러나 그 순종과 성실은 안타깝게도 예상과는 반대의 결과를 낳을 때가 많다. 심지어 부작용 때문에 약을 먹기 전보다 몸이 나빠지는 사람도 있다.

그 정도는 아니라도 변비, 불면, 혹은 나른함 등의 부정수소가 새로 나타나는 사람은 드물지 않다.

내 30년 가까운 경험에 비추어 보아, 주치의(담당의)의 지시대로 착실히 약을 먹은 사람보다 그렇지 않은 사람이 건강하고 활기찬 것은 틀림없는 사실이다.

참고로 여기서 말하는 약이란, 인슐린이나 갑상선 호르몬 등 자기 몸에서 만들 수 없게 된 호르몬을 보강하기 위한 약을 제외한 일반적인 약이다.

호르몬을 보강하는 약은 원래 자기 몸에서 만들어 내던 성분이므로 지속적으로 복용하더라도 부작용이 거의 없다.

약은 독

그럼 의사와 약사의 말이 틀린 것일까?

그렇다고 말하면 의사와 약사를 전부 적으로 돌리게 될까? 어쨌든 이것이 본심과 명분의 차이 때문에 발생하는 일임은 분명하다.

의사와 약사가 환자에게 "이제는 약을 복용하지 않아도 된다."고 정직하게 말한다면, 불의의 사태가 발생했을 때 그 말에 대해 책임을 져야 할 것이다.

그래서 책임을 피하기 위해 또는 본심이 아닌 명분을 이야기하게 되는 것이다.

그래도 상식이 있는 의사들은 "몸을 위한다면 약을 너무 많이 먹지 말라."고 조언한다.

만약 이와 반대로 조언하는 의사나 약사가 있다면 '약의 본질조차 모르는 어리석은 의료인'이라는 비난을 면하기 어려울 것이다.

약은 곧 독이기 때문이다. 약물 치료란 '독으로 독을 제압한다'는 논리하에서만 성립되는 치료법이다. 독이 몸에 나쁘다는 것은 누구나 아는 사실이 아닌가.

그러나 약의 효과는 사람마다 제각각이다. 알코올이 그 쉬운 예다. 한 잔을 마셔도 즉시 취하는 사람이 있는가 하면 아무리 마셔도 끄떡없는 사람도 있다.

대부분의 환자에게 확실한 약효를 나타내도록 대개의 의사들은 약을 좀 넉넉히 처방하는 경향이 있다. 분명 환자들도 그 편을 선호할 것이다.

물론 쓸데없이 약을 많이 주는 무능한 의사(무능한 의사일수록 약을 많이 준다)도 많지만 그런 경우는 일단 논외로 하자.

의사가 약을 많이 주는 이유

약이 필요 없어질 만큼 환자의 자기 치유력이 높아지도록 환자를 지도하면서 경과를 꼼꼼하게 관찰하는 것이 본래 의사의 할 일이다.

그러나 현실적으로는 의사가 환자 한 사람 한 사람에게 시간과 노력을 많이 들일 수가 없다. 현재 의료 시스템은 박리다매 구조로 이루어져 어쩔 수 없이 의료의 질보다는 환자의 수를 늘리는 데 중점을 두게 되기 때문이다. 환자마다 그렇게 장황한 설명을 늘어놓다 보면 순식간에 경영이 어려워질 것이다.

그렇다면 표준 치료에 준하여 약을 처방하는 것이 무난한 선택이다. 표준 치료는 만인 공통의 처방이므로 대부분 양이 넉넉하다. 즉 시키는 대로 먹다 보면 너무 많이 먹게 되는 것이다.

원칙적으로는 환자의 상태에 따라 양을 반드시 조절해야 하지만 지금은 그런 과정조차 거의 생략된다. 그러므로 환자 본인이 약 분량을 조정하는 수밖에 없다.

이는 좋고 나쁘고의 문제가 아니다. 지금 의료 현장의 부인할 수 없는 현실이다. 자기 건강을 지키려면, 스스로 양을 조정하거나 대세를 거스르고 양을 조정해 주는 양심적인 의사를 찾아다니는 수밖에 없다.

의사들도 대부분 진심과 명분 사이에서 항상 괴로워하리라 생각한다. 가족이나 친지에게는 되도록 약을 적게 처방하면서도 일반 환자에게는 표준대로 처방하는 의사도 상당히 많을 것이다.

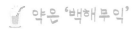

약은 '백해무익'

약을 단기간에 필요 최소량만 먹는다면 큰 문제는 없다. 그러나 무슨 약이든 길게 먹는 것은 좋지 않다. 거듭 말하지만 약은 우리 몸에 이물이며 독이기 때문이다.

　그리고 무엇보다 약을 오래 먹어야 할 명확한 이유가 없다. 약은 병을 근본적으로 치료하는 것이 아니라 그저 증상을 완화할 뿐이기 때문이다.

　더 나아가 약은 증상만 완화하여 근본적인 해결을 지연시키기까지 한다.

　따라서 약을 장기간 복용한다면 근본적인 해결을 지연시키면서 독(약)을 체내에 계속 집어넣는 셈이다. 그것이 몸에 얼마나 해로울지는 말하지 않아도 알 것이다.

　참고로 자기 치유력(면역력)을 높이고 건강을 향상시키는 이상적인 약은 이 세상에 없다. 그러므로 무슨 약이든 장기 복용하는 것은 몸에 백해무익한 일이다.

의사는 건강 전문가?

　나도 의사가 건강의 전문가이길 간절히 바라지만 사실은 유감스럽게도 전혀 그렇지 않다.

　되돌아보면 의학부에서 공부한 6년 동안 건강에 대한 강의를 들은 적은 단 한 번도 없다. 지금의 의학부 학생들도 마찬가지일 것이다. 현재의 의학부는 서양의학을 전수받는 곳이기 때문이다.

　서양의학은 앞서 말했듯 병에서 모든 것이 시작되는 학문이다. 즉 병명이 나와야 비로소 의료가 시작된다. 병이 아닌 것은 서양의학의 관할이 아니다.

　이것이 서양의학의 분명한 태도다.

　따라서 이 주제의 답은 유감스럽게도 ✕ 다.

의사가 오히려 빨리 죽는다

사실 지금 의사들은 질병만 상대하기도 벅차다. 알고 보면 의사는 가장 건강하지 못한 직업 중 하나가 아닐까 싶다.

(성실한 의사에게만 해당되는 이야기지만)의사란 타인의 인생을 함께 짊어져야 하는 무척 스트레스를 많이 받는 직업이다.

상대방에게 항상 맞추어야 하기 때문에 생활도 불규칙해지고 해야 할 일도 많고 정신적인 부담도 엄청나다.

이런 사실을 잘 알면서도 그 길을 선택하여 의사가 된 사람들은 정말로 어리석은 인종이다.

사람들이 "건강하게 오래 살려면 절대 의사가 되지 말라!"고 하는 것도 다 이유가 있다.

거듭 말하지만 의사는 병을 치료하는 사람이 아니다. 의사는 환자에게 치료 동기를 부여해 주고 환자와 한 팀이 되어 병 치료에 도움을 주는 사람이다.

원래 의사라는 직업은 수고롭고 스트레스도 많다. 그렇기 때문에 보람 있는 일, 훌륭한 일로 여겨지기도 한다. 하지만 이와 동시에 상당한 각오 없이는 도저히 할 수 없는 일이다.

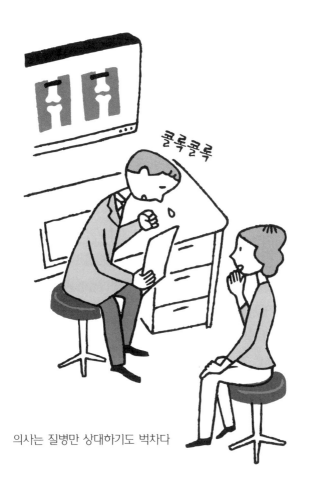

콜록콜록

의사는 질병만 상대하기도 벅차다

이 때문인지 의사의 평균 수명은 짧은 편이다. 결코 오래 사는 직종은 아니다. 아마 스트레스가 수명을 단축시킨 탓일 것이다.

물론 성실하게 일하며 건강하게 오래 사는 의사도 있지만 이런 경우는 지극히 드물다.

한편, 의사 중에는 목숨에 관계된 질병을 피해 수지가 맞는 환자만 상대하고, 단순한 검사를 하고 뻔한 약을 처방하면서 그럭저럭 기계적으로 일하며 살아가는 사람들도 있다.

그런 의사라면 꽤 오래 살지도 모른다. 스트레스가 거의 없으니까.

자조적으로 들리겠지만 별다른 뜻은 없다. 그저 현재 의사들이 처한 상황을 여러분에게 정확히 전달하려는 것이다.

병은 알지만 건강은 모른다

의사는 건강 전문가가 아니기 때문에 의사가 쓴 건강서는 사지 않는 것이 좋다.

이렇게 말하면 내 처지가 위태로워질 테지만.

나는 나 자신을 과신하지 않는다. 나는 이 책을 통해 노인이나 암 환자(생존자)들이 실제 경험을 통해 얻은 교훈을 여러분에게 전하고, 동양의학을 하는 의사(나중에 자세히 설명하겠지만)들과 연합한 이상적인 의료 시스템을 만드는 데 힘을 보태고 싶을 뿐이다.

어쨌든 의사가 독단적인 판단으로 쓴 건강서는 일단 의심해 보는 것이 좋겠다.

이것도 변명으로 들릴지 모르지만 서양의학 교육만 받은 의사에게는 특히 주의가 필요하다.

서양의학에서는 병 치료와 건강 유지를 전혀 별개의 영역으로 가르치기 때문에 의사들도 건강을 잘 모를 수밖에 없다.

거듭 말했듯 본래 서양의학(이라 해도 그 역사는 기껏 200년 남짓에 불과하다)은 병에 걸린 후에야 행동(치료)을 시작하는 극히 소극적인 학문이다. 우리 연구팀은 건강과 질병 사이에 명확한 경계선도 없고 병은 그저 건강하지 못한 상태의 연장일 뿐이라 생각하지만, 서양의학만 배운 그들의 생각은 다르다.

그들은 병이라는 진단(낙인)이 없이는 아무 일도 하지 못한다.

그 때문인지 서양의학은 병을 진단하는 기술만은 눈부시게 발전되어 있다. 그러나 반대로 건강을 향상시키는 분야에 대해서는 아직 미개한 수준이다.

다시 말하지만 건강에 대해서는 의사에게 묻지 않는 것이 좋다.

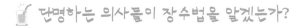 단명하는 의사들이 장수법을 알겠는가?

그러나 사람들은 이상하게도 의사가 하는 말은 무엇이든지, 설사 서양의학의 관할이 아닌 일에 관한 말이라도 곧잘 믿는다.

아, 그렇구나. 우유를 많이 먹어야겠다.
아, 그렇구나. 고기를 꼭 먹어야겠다.
아, 그렇구나. 세 끼를 꼬박꼬박 챙겨 먹어야겠다.

무슨 이유에선지 이렇게 간단하게 받아들이고 만다.

단명하는 의사에게 장수의 요령을 묻는 것처럼 우스꽝스러운 일은 없다. 이는 개그의 소재로도 손색없을 만큼 이상한 이야기가 아닐까?

🥛 건강의 전문가인 중국 전통의학

　세상에는 서양의학에 기초한 의학만 있는 것은 아니다. 티베트 의학, 위구르 의학, 아라비아 의학, 아유르베다[02] 의학 등 서양의학보다 더 역사가 긴 의학도 얼마든지 있다.

　물론 오래될수록 좋다고 하는 것도 너무 단순한 논리인지 모른다. 그러나 긴 세월 속에서 도태되지 않고 면면이 전해져 온 데는 그 나름의 이유가 있지 않을까?

　그런 역사적인 무게를 지닌 전통의학을 깡그리 무시하는 것 역시 너무 천박한 생각이다.

　하지만 이렇게 말하는 나도 30대 중반까지는 서양의학밖에 몰랐다. 이렇게 과학이 발전한 시대에 서양의학 외에 어떤 의학이 있겠느냐고 반문할 만큼 신념이 확고한 임상의이기도 했다.

　그러나 앞에서 말한 대로 의사는 대체로 단명하며 환자들은 건강하게 오래 살기를 바란다. 만약 환자의 병이 일시적으로 치료된 것처럼 보여도 언젠가는 재발해서 결국 '건강하게 오래 살고 싶다'는 소망이 좌절된다면······.

　내가 그런 의문에 뒤늦게나마 봉착하여 '다른 의학도 공

---

02 아유르베다: 인도의 전승의학(傳承醫學)

부해야겠다.' 라고 생각하게 된 것은 당연한 귀결이 아니었을까?

멀고도 가까운 나라, 중국에서는 서양의학을 배운 양의(소위 보통 닥터)와 동양의학(중국 전통의학)을 배운 중의사가 동시에 활약한다. 중국의 의사 자격증은 양의와 중의 두 종류다. 그래서 경우에 따라 각각의 장점을 취해가며 양자 협동으로 환자를 치료한다.

암 환자의 경우 3대 치료(수술, 방사선, 항암제)는 양의가 담당하고 수술 전후의 체력 보강과 면역력 증진은 중의사가 담당하는 식으로, 각자의 개성을 잘 살린 협동 진료가 이루어진다. 참으로 부러운 의료 시스템이 아닐 수 없다.

어느 정도 규모가 있는 병원이라면 어디든 양의사와 중의사가 서로 도와가며 환자를 치료한다. 이것 하나만 보아도 일본의 의료가 상당히 경직되어 있을 뿐더러 세계적으로 뒤처졌음을 알 수 있다.

서양의학은 건강과는 무관하다

여기서 여러분도 나와 같은 의문을 품게 되었으리라 생각한다. 나도 그 점이 궁금해서 중국의 이곳저곳에 물어본 결과, 역시나 양의사보다 중의사가 평균적으로 오래 산다는 답을 얻었다.

　물론 둘 다 같은 의사이니 스트레스를 받는 것은 마찬가지겠지만 중의사에게 물어보면,

　"그래서 저는 자기 치유력을 증진하려고 항상 노력합니다. 원래 중의학은 자기 치유력을 높여 병을 이기려는 학문이니까요."라는 대답이 즉시 돌아온다.

　서양의학은 증상을 치료하는 의학이기도 하다. 근본적으로 병을 고치기보다 증상을 해소하는 데 주안점을 두는 수법이다.

　즉 서양의학은 근본적으로 병을 없애지 못하므로 우리의 건강을 향상시키지도 못한다.

　따라서 서양의학이 지금처럼 증상 치료에 집착하는 한 아무리 발전을 거듭해도 건강과는 무관하다고 할 수 있다.

　한편 동양의학은 병을 근본적으로 고치거나 병에 쉽게 걸리지 않는 몸을 만드는 데 중점을 둔다.

　따라서 동양의학에서 정확한 병명은 그다지 중요하지 않다. 어떻게 해서든 원래의 건강한 상태로 돌려놓으면 된다는 것이 동양의학의 근본적인 생각이다.

　그러므로 만약 병에만 머무르지 않고 건강까지 영역을

넓히는 것이 의학의 장차 나아갈 길이라고 생각한다면, 서양의학만으로는 의학이 온전하게 발달하기 어렵다.

즉, 동양의학의 도움을 받지 않는 한 서양의학은 영원히 불완전하다.

우리 의사들은 지금껏 불충분한 의학 교육을 받아 왔다. 그래서 의사들에게 건강에 대해 물어보아도 시원한 대답이 돌아오지 않는 것이다.

이런 상황을 더는 두고 볼 수 없어, 우리는 동양의학의 사고방식을 의료에 침투시키고 중의사(또는 아유르베다 의사) 제도를 일본에 도입하는 일에 힘을 기울이고 있다.

국민개보험(國民皆保險)[03]은 훌륭한 제도다?

답은 ◯라 생각하는 사람이 많을 듯하다.

'품앗이 정신을 구현한(약간 딱딱한 말투이긴 하지만) 세계에 으뜸가는 훌륭한 보험제도' 라는 말이 상투어가 되었을 정도로, 개보험을 최고의 보험으로 생각하는 분위기가 사회에 만연해 있다.

심지어 일본인 대부분은 이 제도를 자랑스럽게까지 생각한다.

역대 미국 대통령들까지 이 훌륭한 보험제도를 자기 나라에 도입하기 위해 기를 쓴다.

---

03 국민개보험: 국민 모두가 의료보험제도에 가입하여 병에 걸리거나 상해를 입었을 때 의료 급부를 받을 수 있는 제도. 일본의 경우 1955년경까지 농업과 자영업자, 영세기업 종업원을 중심으로 국민의 약 3분의 1에 해당하는 약 3,000만 명이 무보험자인 것이 사회문제로 대두되었다. 그러나 1958년에 국민건강보험이 제정되고, 1961년에 전국 행정 단위에서 국민건강보험사업이 시작되면서 '누구나', '어디서나', '언제든지' 보험 의료를 받을 수 있는 국민개보험 체제가 확립되었다(www.kotobank.co.jp).

내가 나서서 "서두르지 마세요! 시대에 역행하는 제도입니다."라고 살짝 가르쳐 주고 싶어질 지경이다.

이렇게 말하면 내가 비뚤어진 사람 같겠지만 사실 이 개보험이야말로 극히 비뚤어진 제도다.

만에 하나, 이 훌륭한 개보험이 여러분의 수명을 단축한다면 어떨까? 그래도 이 개보험이 훌륭하다고 칭찬할 수 있을까?

그렇다. 여기에 큰 함정이 도사리고 있다. 이것이 현대의학의 커다란 맹점이다. 따라서 이 주제의 답은 ✕다.

🥤 의료 제도는 '생명체'

아무도 개보험을 건드리지도 못하는데 하물며 비판은 생각조차 못하는 것이 의료업계의 불문율처럼 되어 있다.

하지만 아주 일반적인 상식일수록 의심해 보아야 한다. 이 상식을 뒤집어 보고 싶은 사람이 분명 나 혼자만은 아닐 것이다.

제도는 살아 숨 쉬는 생명체다. 따라서 하나의 이념이 영원히 통용될 수는 없다.

무려 수십 년 전에 생긴 제도가 지금도 그대로 통용된다고 생각하는 것이 오히려 이상하지 않은가?

물론 예외도 있다. 이 개보험이 지금도 정상으로 기능한다면 그런대로 문제는 없을 것이다. 만약 그렇다면 잠자코 지켜보아도 될지 모르지만······.

수십 년 전의 시스템이 통용될 리 없다

수십 년 전만 해도 모든 국민이 지금처럼 풍요하게 살지 못했다. 그래서 병에 걸려도 의사의 치료를 받지 못하는 사람들이 많았기에 희생되는 사람도 많았다.

그런 가난한 사회 환경 속에서 누구든 평등하게 의사를 만날 수 있는 시스템을 만들자는 숭고한 취지로 생긴 제도가 바로 이 개보험이다.

여기까지는 여러분도 잘 알 것이다. 그 당시에는 그야말로 품앗이 정신에 뿌리를 둔 세계에 으뜸가는 제도였다는 데에 이론이 없었다.

그러나 개보험 제도를 도입한 지가 벌써 수십 년이나 흘렀다.

지금은 환경이 완전히 달라졌다. 이 역시 누구나 잘 아는 사실이다.

결핵에 걸렸는데도 의사에게 진료를 받지 못해 목숨을 잃는 사람은 눈 씻고도 찾아볼 수 없는 세상이다. 수십 년 전에는 흔한 일이었는데도 말이다.

지금은 영양도 쉽게 섭취할 수 있고 몸에 저장된 열량도 넘쳐난다. 그래서 결핵과 같은 전염병에 걸리는 일도 극히 드물어졌다. 만에 하나 걸린다 해도 목숨이 위험해지는 경우는 거의 없다.

전염병 정도는 스스로 충분히 예방할 수 있고, 만에 하나 걸린다 해도 쉽게 치료할 수 있는 시대다.

나도 모르게 게으름뱅이 아저씨들의 대사 증후군 치료비를 내고 있다?

요즘은 오히려 단순한 '과식 + 운동 부족'의 결과에 불과한 대사 증후군이 병으로 간주되어 의사에게 보험 치료를 받고 있다.

원래는 병이 아닌 하찮은 것까지도 병 취급을 받으며 보험 혜택을 받게 된 것이다.

"자기가 과식하고 운동을 안 한 탓인데, 그런 사람들까지 왜 우리가 책임져야 하지?"

머리가 제대로 된 사람이라면 이런 불평불만을 터뜨리게 마련이다.

그렇다면 이 제도는 이미 품앗이 정신의 구현은커녕, 단순한 돈 낭비 외에 아무 것도 아니다. 많은 사람이 그런 주장에 동참하고 있다.

그런 상황이라면 결국은 건강보험제도가 붕괴될 것이 불 보듯 뻔하다. 아니, 이미 붕괴가 시작되었다고 해야 할지도 모르겠다.

사실 '건강보험제도의 붕괴'라느니 '의료 붕괴'라느니 하는 이야기가 화제로 떠오른 지는 얼마 되지 않았다. 그러나 이는 수십 년 전에 개보험을 만들 때부터 대략 예측되었던 상황이다. 어느 날 갑자기 일어난 일이 아니라, 모든 것이 오래 전부터 짜여 있던 시나리오 대로다.

 ## 지금의 의료제도는 '환자'를 '고객'으로 만든다

그렇다면 이미 붕괴된 것이나 다름없는 이 개보험 제도 때문에 일본의 의료에 어떤 문제가 생겼을까?

결론부터 말하자면 이 개보험 제도로 인해 나를 포함한 여러분의 목숨이 위협받고 있다.

그 이유를 구체적으로 설명하겠다.

감기를 비롯한 모든 질병, 암처럼 심각한 것뿐 아니라 극히 사소한 것까지도 일단 병이라는 이름이 붙으면 개보험 제도의 혜택을 받게 된다.

이것은 얼핏 훌륭한 제도처럼 보이지만 실제로도 그럴까? 여러분도 잠시 생각해 보기 바란다.

이런 추세라면 앞으로 점점 더 병의 종류가 늘어나면서 의료비도 점점 감당하기 어려워질 것이다.

그렇게 되면 사소한 병을 치료하는 데 너무 많은 비용이 들어가는 탓에 정작 중요한 암이나 난치병 등 목숨에 관계된 질병에는 자금이 원활하게 투입되지 않을 것임에 틀림없다.

자금뿐 아니라 의사의 인력도 사소한 병에 집중되어 정말로 심각한 병에까지 손이 미치지 않게 될 것이다.

게다가 지금의 의료는 박리다매 구조다. 환자의 수를 늘리지 않으면 의료시설 경영 자체가 어려워진다.

즉 감기처럼 원래는 병이 아닌 것까지 병으로 취급하여 개보험 제도하에 융숭한 대접을 받게 만들어 놓으면, 그렇지 않아도 위태로운 개보험 제도의 재원이 점차 바닥을 드러내게 될 것이다.

지금의 일본 의료가 바로 그런 상황에 놓여 있다.

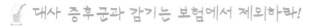 대사 증후군과 감기는 보험에서 제외하라!

적절한 보호는 사람을 구할지 모르지만 과보호는 사람을 망친다.

그것은 우리 몸에 대해서도 마찬가지다. 스스로 노력하지 않으면 자기 치유력도 점점 저하되게 마련이다.

감기에 걸려도 보험으로 고치고 대사 증후군도 보험으로 고친다면 스스로 예방하려는 노력을 점차 게을리하게 되지 않을까?

그래서 감히 여러분에게 제안한다. 감기와 대사 증후군 등 이른바 '가짜 병'은 보험 대상에서 아예 제외하는 것이 어떨까?

그래서 귀중한 보험 재원은 암이나 난치병 등 목숨에 관계된 질병에만 썼으면 한다. 그러면 사람들은 면역력을 향상시키기 위해 열심히 노력할 것이다. 그렇게 하지 않으면 의료비를 몽땅 본인이 지불해야 하기 때문이다.

그렇게만 되면 심각한 병에 투입되는 자금에 여유가 생

길 것이다. 또 의료 종사자의 인력도 심각한 질병에 집중될
것이다.

그것이 의료의 바람직한 모습이 아닐까?

과보호가 국민의 건강을 해친다

지금의 보험제도를 냉철히 살펴보면 이미 품앗이 정신이
살아 있다고 말하기는 어려울 것 같다.

물론 당시에는 품앗이 정신을 구현한 세계 제일의 훌륭
한 제도였을 것이다. 그러나 지금은 시대가 달라졌다.

감기나 대사 증후군 정도는 개인의 노력으로 얼마든지 예방
할 수 있다. 어찌 보면 이들은 예방을 게을리한 사람만 걸리는,
전적으로 자기 책임인 병이라고도 말할 수 있다.

따라서 건강한 사람들이 '왜 우리가 그런 게으른 사람들
의 몫까지 분담해야 하느냐'는 불만을 품는 것도 당연하다.

이제 이 제도에서는 품앗이 정신의 흔적조차 찾아보기
어렵다. 그런데도 아직 개보험이 필요하다고 생각하는가?

내가 여러분에게 묻고 싶은 것이 바로 그것이다.

거듭 말하지만 이런 과보호제도는 재원을 낭비하게 만들

고 국민의 자립을 저해한다.

그리고 결국은 심각한 병으로 괴로워하는 사람들을 의료 현장에서 몰아내게 될 것이다.

또 긴 안목에서 보면 국민들 역시 개보험 제도로 인해 쓸데없는 세금을 무는 반면 자기 치유력은 저하되는 상황을 겪게 될 것이다.

개보험이 완전히 백해 무익하다는 말은 아니지만, 어쨌든 이 제도를 슬슬 근본적으로 개선할 시기가 되었다고 생각한다.

이런 생각에 찬성하는 국민이 점점 많아지면 우리의 의료를 위기에서 구할 날도 가까워질 것이다. 개보험 개선은 의료계뿐 아니라 국민 전체를 위한 일이기도 하다.

과학적 근거 없는 의료는 잘못된 것?

주저 없이 ○라고 대답하게 만드는 주제다.

아무런 전후 설명 없이 이 질문만 듣는다면 나도 어지간히 기분이 나쁘지 않은 한 ○라고 무난하게 답할 것 같다.

그러나 이 질문은 현대 의료와 의학의 시시비비를 따지는 상황에서 상당히 중요한 핵심을 관통하고 있다.

대체 과학적인 근거란 무엇인가?

설명이 다소 장황하더라도 인내심을 갖고 읽어주기 바란다.

과학적 근거가 있는 의료란 이하의 2가지 조건을 만족시켜야 한다.

- 재현되어도 똑같은 결과가 나타날 것
- 누구에게나(대부분의 사람에게) 동일한 효과가 나타날 것

이런 과학적 근거를 확보하기 위해서는 큰돈을 들여 대규모의 랜덤 비교시험(RCT: Randomized Controlled Trial)을 실시하는 것이 일반적이다.

'RCT' 에 대해 간단하게 설명하고 넘어가자. 어떤 일을 증명하기 위해(예를 들어 A라는 약이 효과가 있는지 검증하기 위해) 사람을 많이 모은 후, 그들을 A를 복용하는 사람과 그렇지 않은 집단으로 나눈다. 그리고 A의 복용 이외에는 그 두 집단을 거의 비슷하게 만든다(연령, 인종, 성별, 기타 약물 복용 여부 등의 조건을 되도록 통일한다).

그런 뒤 일정기간(예를 들어 1개월이나 3개월 등)을 두고 약의 효과를 판정하는 것이다.

그래서 명확히(통계학적으로) A를 먹은 집단에 효과가 있고, A를 먹지 않은 집단에 효과가 없었다면 A라는 약은 효과가 있다고 판정 내리게 된다.

자세히 말하면 더 복잡해질 뿐이니 간략하게 설명했다.

이런 시험에서는 'A를 먹으면 누구나 죽는다.' 라는 결과가 나오지 않는 이상, 그중 한 사람이 약 때문에 죽는다 하더라도 큰 문제가 되지 않는다. 여기까지는 쉽게 이해될 것이다.

문제는 다음과 같은 경우에 발생한다.

A를 먹었을 때 일부에게만 효과가 있다면 어떨까?

누구에게나 효과가 있어야 이상적이겠지만 그런 약은 거의 없다. RCT가 항상 대규모로 시행되는 것도 그 때문이다.

약이 세상에 나오기까지

그런데 약에는 플라세보 효과라는 것이 있다. 플라세보 효과란 간단히 말해, 효과가 있다고 강하게 믿는 사람에게 효과 없는 약이 효과를 나타내는 현상을 말한다.

그야말로 "병은 마음에서 나온다."는 말을 뒤집은 격인데, 사실 플라세보 효과도 무시할 것이 못 된다.

플라세보 효과의 확률이 무려 20~30%에 달한다고 하니 RCT의 판정 결과도 사실은 정확하지 않은 경우가 많다.

명확한 차이가 없을 경우, 어떻게 판정해야 할지 모호해진다. 이럴 때는 불공정하게도 일종의 힘이 작용하여 그 결과를 좌지우지하는 일도 생긴다.

무슨 말인지 간단하게 설명해 보자.

의학 연구비의 대부분은 제약회사(의료기구 회사 포함)에서 나온다. 그리고 제약회사는 10년 가까이에 걸쳐 수백 억 엔 단위의 돈을 들여가며 하나의 약을 가까스로 임상 시험 단계까지 올려놓는다. 이런 상황에서 과연 그 회사가 이 약(후보)을 쉽사리 포기할 수 있을까?

우리가 사는 곳은 이상과 현실, 본심과 명분이 미묘하게 교차하는 일조차 없을 만큼 깨끗한 세상이 결코 아니다. 이 역시 인정할 수밖에 없는 현실이다.

이제 이야기를 되돌려 보자. RCT 결과, 100명에 1명이나 2명밖에 효과가 없는 약이라는 결론을 얻는다면 어떨까?

틀림없이 그 약은 임상시험에서는 탈락이다. 그러나 100명에 1명이나 2명은 분명 효과가 있다! 잘하면 그 약으로 목숨을 구하는 사람도 있을 수 있다.……

그러나 그 약은 지금의 제도하에서는 무슨 수를 써도 인허를 받을 수 없다.

만약 그런 약이 널렸다고 하면(실제로도 그럴 것이다) 어떨까? 누군가에게 그 약이 효과가 있었다는 것은, 어쩌면 나에게만 효과 있는 약을 발견할지도 모른다는 뜻이다.

그러나 거듭 말하지만 그런 약은 과학적인 근거가 없는 치료법으로 폐기처분되고 마는 상황이다.

효과가 있을지도 모르지만 절대 처방할 수 없다

만약 여러분이 중병에 걸렸는데, 주치의가 현재의 표준 치료로는 고칠 수 없다는 진단을 내렸다고 해 보자.

그런데 그 병에 간혹 효과를 나타내는(그 확률은 100분의 1정도) 제품(약이나 치료법)이 있는데 부작용도 거의 없다는 이야기를 들었다면? 과연 과학적 근거도 없는 치료법이라며 무시할 수 있을까?

분명 그렇지 않을 것이다. 밑져야 본전이라는 마음으로 시도해 보고 싶지 않을까?

만약 그런 치료법이 100가지, 아니 200가지나 된다면 어떨까? 차례차례 시도하면서 여러분에게 특효를 나타내는 것을 찾아낼 가능성도 적지 않다.

그러나 현대의학에서는 그 확률이 제로다. 처음부터 시도조차 허용되지 않기 때문이다.

왜 약을 섞어먹으면 안 되는가?

아니면 이런 경우는 어떨까?

치료법 A, 치료법 B, 치료법 C는 모두 단독으로는 아무 효과가 없다. 그러나 A, B, C를 병용했을 때 효과가 있다면?

그런 가능성도 현대의학은 인정하지 않는다.

지금의 과학적 근거란 어디까지나 하나의 치료법, 약으로 말하면 하나의 성분에만 인정되기 때문이다. 현대의학은 복수의 치료법이나 복수의 약제 조합에 대해서는 아무런 연구 결과가 없을뿐더러 관심도 없다.

대신 "A+B+C라는 치료법에는 과학적 근거가 없다." 는 한마디로 싹을 잘라버릴 뿐이다.

반면 한방약, 민간약, 중의약 등은 항상 복수의 성분을 사용한다. 즉 처음부터 여러 약을 섞어서 처방하게 되어 있는 것이다. 그래서 현대의학은 한방약 등을 '복수의 성분이 섞여서 과학적인 근거가 부족하며 효과가 모호한 약'으로 간주한다.

그러나 역사적으로 보면 약은 생약의 조합에서부터 시작되었다. 사실은 약의 근원을 거슬러 올라가면 결국은 식사, 즉 다양한 식재료의 조합에까지 이른다.

이것이 "약과 음식은 근원이 같다(藥食同原)."고 하는 까닭이다.

　다양한 성분(식재, 생약)을 섞어가면서 독을 상쇄하고 이로운 성분의 상승효과를 꾀하는 것이 약의 본래 목적이다.

　다만, 개인별로 체질도 다르고 때에 따라 몸 상태도 달라진다. 그런 유동적인 조건하에 특정한 약(치료법)을 하나의 표준으로 규정하는 것 자체가 무리다.

　서양의학처럼 단 하나의 성분으로 만인에게 효과를 끼칠 약(치료법)을 찾는 일부터가 엄청난 힘 낭비가 아닐까?하는 생각까지 든다.

　"왜 그렇게까지 '과학적 근거'에 얽매여야 하지? 환자가 낫는다면 그것으로 충분하지 않나?"

　이런 내 생각이 그토록 이단적인 것인지, 나는 항상 의문이다.

　지금의 의료가 대다수의 사람에게 효과를 끼칠 단 하나의 성분을 찾아낸다는 미명하에 '특정한 사람에게는 효과가 있을지도 모르는' 수많은 기회를 놓치고 있지 않은지 심히 염려될 뿐이다.

　이런 상황에 안타까움을 느끼는 사람이 나만은 아닐 것이다.

물론 부작용에 관해서는 과학적 근거가 필요할지도 모른다. 그렇지만 역시나 그토록 대규모의 테스트까지는 필요 없을 것이다.

과학적 근거에 너무 얽매인다

현대 의료가 대의명분으로 삼는 EBM(Evidence Based Medicine, '과학적 근거'에 기초한 의료) 자체는 훌륭한 이념이다.

다만 그것을 검증하는 RCT가 너무 독보적인 위치를 차지하는 것이 아닐까 싶다.

과학적 근거(RCT의 저주?)에 얽매인 나머지 약 분량도 조정하지 못하는, 아니 하려고 들지도 않는 소심한 의사만 배출되는 현실이 서글플 뿐이다.

약 분량 조정도 못하는 의사도 의사라면, 의료를 아예 사람이 아닌 컴퓨터에 맡기는 게 낫지 않을까?

한발 물러서서 의학은 과학임을 인정한다 해도, 의료가 과학으로만 이해되는 것이 아님을 알아야 한다. 이 사실은 의사 본인도 살아 있는 인간인 이상 잘 알 것이다.

그런데도 다들 왜 그렇게까지 표준 치료와 과학적 근거에 집착하는지 이해할 수 없는 노릇이다.

의학박사는
대단한 사람이다?

결론부터 말하면 답은 ✕ 다.

옛날(이라 해도 1800년대 후반에서 1900년대 초반 정도지만)
에는 의학박사가 아주 귀했다. 그래서 희소가치가 있었다고
할까. 그 격에 나름대로 맞는 사람만 의학박사가 될 수 있
었다.

분명히 수적으로는 지금의 노벨상 수여자에 해당하는 수
준이었다. 그래서 '대단하다'는 말에도 일리가 있었다.

그러나 지금은 누구든지 의학박사가 될 수 있는 시대다. 이
런 시대에 의학박사가 대단할 이유가 없다.

일본인은 특히 직함에 약하다고들 하는데, 그것은 일본
인뿐 아니라 다른 나라 사람들도 마찬가지일 것이다. 나 역시
수없이 외국을 여행했지만 의학박사라는 직함으로 덕을 본
경험이 한두 번이 아니다.

인기 있는 레스토랑에 갔을 때도 '미스터 오카모토'라는
말에 "만석입니다."라며 쌀쌀맞게 대답하던 사람이 '닥터 오

카모토'라고 했더니 갑자기 자리가 났다면서 안쪽에 있는 가장 좋은 자리로 안내해 주는 것을 보았다(칭찬받을 일은 아니지만……).

약간 이야기가 빗나갔지만, 그런 직함에는 '실속'이 전혀 없다는 말을 하고 싶다.

'○○ 박사'라거나 '○○ 연구원' 혹은 '명예 ○○' 같은 다양한 직함을 달고 으스대는 무리가 있는 것도 그 직함을 대단하게 여기는 사람들 덕분이다.

잘난 척 하는 사람들이야 어디든 있게 마련이지만, 그것을 대단하게 보는 사람만 없다면 그들이 나설 기회도 없을 것이다. 직함 따위의 쓸데없는 편견(색안경)을 벗고 본인 스스로 좋고 나쁨을 판단해야 한다.

🥤 의학박사 직함은 50만 엔만 있어도 살 수 있다

그래도 아직 의학박사가 위대하다고 믿는 사람들이 많은 것 같다. '사(士)자 직업이 최고'라는 말도 사라진 지 오래인데 말이다.

박사든 장관이든 지금은 누구나 보통만 되면, 아니 보통 이하여도 직함을 충분히 달 수 있는 시대다. 여러분도 잘 알다시피 지금 장관 자리에는 보통 이하의 사람이 즐비하게 앉아 있지 않은가.

의학박사 직함은 특히, 그럴 마음만 있으면 보통 이하의 사람도 충분히 취득할 수 있다.

지금은 의학박사의 학위가 인터넷에서 거래될 정도다. 50만 엔 정도만 내면 누구든 바로 의학박사가 될 수 있다.

거짓말 같겠지만 정말이다. 그 학위의 대부분은 미국 대학이 판매하며(일본에서는 학위 판매가 위법이다) 일본인이 그들의 주된 고객이다. 직함에 약한 것은 세계 공통이라지만 일본인은 그 경향이 더 심한 것 같다.

그런 시대인데도 여태껏 의학박사를 우러러보는 정신 상태는 도대체 어떻게 된 것일까?

그러나 나 역시 책을 쓸 때마다 저자 약력에 의학박사라는 말을 꼭 써넣고 있다. 나는 별로 달갑지 않지만 편집자들은 항상 "'의학박사' 라는 말을 꼭 넣어 주세요. 아니, 제가 꼭 넣을게요."라고 다짐한다.

참고로 책이 잘 팔리는 의사 직함으로는 '○○교수(특히 국립대학, 그중에서도 구 제국대학)' 가 최고인 것 같다. 그게 어렵다면 최소한 '의학박사' 정도는 되어야 한다나.

'e-클리닉 의사' 따위의 직함을 내세워서는 절대 책이 팔리지 않을뿐더러 사람들이 펼쳐 보지도 않는다는 것이다. 주변에 박사가 아닌 사람을 찾기가 어려운 나 같은 사람으로서는 쉽게 믿을 수 없는 이야기이다.

약간 찜찜하지만 어쨌든 책을 팔아야 이런 사실도 알릴 수 있을 테니 의학박사 직함을 싣도록 허락할 수밖에 없는 형편이다.

🥤 수상한 의학박사를 찾아라

'의학박사'의 직함은 의사가 아닌 누구라도 취득할 수 있다. 의학부 대학원을 졸업하거나 논문만 제출하면 학위를 취득할 수 있고, 심지어 앞에서 말했듯이 인터넷으로도 학위를 살 수 있다. 특별한 조작조차 필요 없는 것이다.

지금 보조식품이나 건강식품 판매 사이트에는 인터넷에서 '의학박사' 직함을 취득한 무리가 진을 치고 있다. 부디 그들의 감언이설에 속지 않기를 바란다.

특히 들어본 적도 없는 외국(대부분은 미국) 대학의 의학박사는 일단 의심해 보는 것이 좋다.

또 최근에는 영리기업이 '○○연구소'라는 이름을 달고

천연덕스럽게 건강식품과 보조식품을 판매하는 경우도 흔하다.

직함에 속지 않도록 거듭 주의하자.

별 볼일 없는 사람일수록 직함을 잘 내세운다. 직함이 줄줄이 적혀 있는 명함만큼 볼썽사나운 것도 없다. 내가 경험으로 체득한 교훈에 의하면, 그런 사람일수록 실속이 없다.

논문만 많이 쓰면 교수가 될 수 있다

환자들은 대부분 대학병원과 대학교수를 선호한다. 큰 병원 혹은 직함이 화려한 의사가 의료 수준도 높기 때문에 안심하고 치료를 받을 수 있다고 생각하는 모양이다.

그러나 그런 기대는 어긋날 때가 많다. 물론 기대가 충족되는 경우도(때로는) 있을지 모른다.

그렇지만 내가 약 3천 명 이상 되는 암 환자의 이야기를 들어본 결과, 아무래도 기대가 어긋날 확률이 훨씬 높은 것 같다.

대학교수가 쉽게 될 수는 없을 테니 그들 역시 어떤 의미에서는 '대단한 사람'이란 말을 들을 자격이 있는지도 모른다.

그러나 대학교수라고 해서 좋은 의사인 것도 아니고, 임상적으로 뛰어난 의사인 것은 더더욱 아니다.

첫째, 그 원인을 의학부 교수 선정 방식에서 찾아볼 수 있다. 적어도 현재 의학부에서는 교수를 선정할 때 임상적으로 얼마나 뛰어난지, 인간적으로 얼마나 훌륭한지를 문제 삼지 않는다. 대신 얼마나 논문을 많이 썼는지를 최우선으로 본다. 그 외에 선정에 영향을 미치는 요인이 있다 해도 기껏해야 돈이나 연줄 따위일 것이다.

물론 논문을 엮어내는 데에도 상당한 에너지가 필요하기 때문에 그만한 끈기와 능력이 없다면 교수가 될 수 없었을 것이다.

게다가 교수직 쟁탈전에서 승리하기 위해 상당한 수의 논문을 쓰느라 엄청난 노력을 했다는 것도 인정한다.

그러나 그렇기 때문에 더더욱, 대부분의 교수들이 임상에는 상대적으로 서툴다고 생각할 수밖에 없다.

말할 것도 없이 환자를 볼 기회(절대적인 횟수)가 매우 적기 때문이다.

임상 능력을 높이려면 수많은 환자에게서 배우는 수밖에 없다. 그 절대적인 기회가 적기 때문에 임상 능력을 연마하지 못한다는 것이 내 논리다.

무엇보다도, 환자를 많이 상대하다 보면 논문을 쓸 시간이 없어서 교수직에 앉기가 거의 불가능하다.

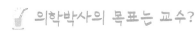 의학박사의 목표는 교수?

두 번째로 지적할 문제점은 원대한 야망을 품은 교수를 찾아보기 어렵다는 것이다.

정확히 말하면, 이런저런 우여곡절을 거쳐 교수가 되는 것이 고작인 사람이 대부분이다.

그들은 교수가 되는 것이 평생의 목표다. 그래서 교수가 된 후에 뭔가 좋은 일을 할 가능성이 매우 낮다.

즉 '교수까지'인 사람이 대부분이고 '교수부터'인 사람은 드물다.

정말 위대한 교수들도 아주 적지만 물론 있다. 그러나 위대하지 않은 교수가 훨씬 많다는 것을 알아두자. 정부의 장관들과 마찬가지다.

이 말을 들으면 세상의 모든 교수들이 "우리는 그렇게까지 타락하지 않았어!"라며 반발할지도 모른다. 일단 그 부분은 얼버무리고 넘어가도록 하자.

어쨌든 현재 일본의 의료와 의학에서 직함 따위는 아무 의미도 없다는 것을 기억하기 바란다.

병은 의사에게 맡기면 된다?

병은 환자 본인이 치료한다는 마음가짐이 중요하다. 의사에게만 맡겨 놓으면 병이 절대 낫지 않는다.

의사가 처방해 준 약을 모두 다 먹어라?

의사들은 대부분 약을 넉넉하게 처방한다. 약은 독이라는 사실을 잊지 말자.

의사는 건강 전문가?

대개의 의사는 병 진단의 전문가일 뿐 건강에 관한 전문가가 아니다.

국민개보험(國民皆保險)은 훌륭한 제도다?

과거에는 그랬지만 지금은 의료 파탄을 일으키는 하나의 요인이다.

과학적 근거 없는 의료는 잘못된 것? ✗

현재 의학은 과학적 근거를 너무 많이 요구한다. 그래서 환자를 위한 의료가 이루어지지 않는지도 모른다.

의학박사는 대단한 사람이다? ✗

지금은 의학박사 직함을 인터넷으로 살 수 있는 시대다. 직함에 속지 말자.

꼬리말

무슨 일이든 마찬가지겠지만, 남의 이야기를 무턱대고 믿으면 몸에 해롭다.

나는 10년 넘게 매일 암 환자를 만나고 있는데, 이 경험을 바탕으로 여러분에게 꼭 전해야 할 중요한 메시지가 있다.

그것은 의사(주치의)가 하라는 대로 착실하게 따르는 순종적인 암 환자보다, 의사의 지도에 귀를 기울이면서도 집요하게 의문을 품는, 그래서 결국 스스로 판단하고 때로는 의사의 지시를 거스르기까지 하는, 소위 '자립한 암 환자'가 압도적으로 건강하게 오래 산다는 사실이다.

의사의 말을 잘 들을 걸 그랬다고 후회하는 암 환자도 없지는 않다.

그러나 자기 주도적으로 판단해서 다행이었다고 생각하는 암 환자가 훨씬 많다.

의사로서는 조금 우울한 일이지만 사실을 왜곡하여 전할 수는 없는 일이다.

나는 의사의 지시나 세상의 상식을 여과 없이 받아들였다가 건강을 오히려 악화시킨 암 환자들도 무수히 보았다.

이는 암 환자만의 이야기가 아니다. 다른 병에 걸린 사람들, 혹은 노인들, 그리고 명확한 병이 없는데도 몸이 불편한 사람들에게도 해당되는 이야기다. 혹시 당신도 이들처럼 정보를 무턱대고 수용하지는 않는가?

의사나 매체의 정보는 물론 단순한 뜬소문과 '카더라' 통신까지 포함하여, 일단 상식이라는 딱지만 붙으면 사람들은 의외로 쉽게 믿는 경향이 있다.

그렇게 생각하면, 요즘 최근 유행하는 셀프 메디케이션 선풍도 마냥 환영할 수 없는 일이다. 환영은커녕 생각할수록 아주 위험한, 경계해야 할 현상이다.

그 선풍에 떠밀려 자기 머리로 생각하고 스스로 판단해야 한다는 기본을 잊어버린 사람이 많아졌기 때문이다.

요즘은 어떤 작은 서점이든 건강 서적 코너에 건강 지침서가 쌓여 있는 것을 볼 수 있다. 그러나 그 책들은 결국 지식을 싸구려로 팔고 있을 뿐이다.

물론 어느 정도의 지식을 돈을 주고 구입하는 것은 낭비가 아니다. 오히려 바람직한 일에 가깝다. 그러나 지식만으로는 '진정한 독서'가 이루어지지 않는다.

사람마다 유전자가 모두 다르기 때문이다. 몸의 구조도 모두 조금씩 다르다.

연령이나 계절에 따라서도 몸속 환경은 미묘하게 달라진다.

즉, 그 미묘한 차이에 따라 건강을 증진하는 방법도 제각각 달라진다. 다시 말해 단순한 지식만으로는 아무 의미가 없는 것이다. 오히려 응용력과 생각하는 힘이 더욱 절실하다.

이런 위태로운 상황을 헤쳐 나가기 위해, 이 책 속에 여러분 스스로 생각할 힌트와 실마리를 모아 놓았다.

이제는 손쉽게 해답을 얻으려는 마음을 버리자. 사물의 본질은 결코 단순하지 않다. 싼 값에 단순한 지식이 들어 있는 책을 사들이면 지식욕도 충족되고 인테리어라는 부수 효과까지 얻을 수 있을지도 모른다.

그러나 그 배경의 논리를 확실히 이해하지 못하는 한 그 지식은 건강 향상에 전혀 도움이 안 되는 지식으로만 남을 것이다.

셀프 메디케이션 시대에 건강하게 오래 살아남기 위해서는 나름의 인간력(人間力)이 필요하다. 인간력이란 풍부한 지식 그 이상을 의미한다. 풍부한 지혜와 응용력이야말로 진정한 인간력이다.

인간력을 갈고 닦으려면 스스로 생각하는 습관을 들이는 것이 최고다. 이 과정이 원활하게 진행되도록 이 책이 적으나마 도움이 되기를 간절히 바란다.

주변의 의견에 휘둘리지 않고 '이것이 정답이다!' 라고 장담할 수 있는 인간력을 길러 나가자. 물론 우리도 열심히 도울 것이다!

글을 맺기에 앞서 소중한 지혜와 조언, 격려를 보내 주신 암 생존자 여러분과 요양원의 대선배들, e-클리닉 동료들, 그리고 다이와쇼보(大和書房)의 우시쿠보 가즈야(丑久保和哉)씨에게 깊은 감사를 드린다.

2011년 10월

오카모토 유타카

건강의학 솔루션 1

잘못 알려진 건강 상식

초판 1쇄 발행 | 2014년 7월 30일
초판 2쇄 발행 | 2016년 1월 30일

지은이 | 오카모토 유타카(岡本 裕)
옮긴이 | 노경아
발행인 | 강희일 · 박은자
발행처 | 다산출판사
디자인 | 민하디지털아트 (02)3274-1333

주소 | 서울시 마포구 대흥로 6길 8 다산빌딩 402호
전화 | (02)717-3661
팩스 | (02)716-9945
이메일 | dasanpub@hanmail.net
홈페이지 | www.dasanbooks.co.kr
등록일 | 1979년 6월 5일
등록번호 | 제3-86호(윤)

ISBN 978-89-7110-456-9 04510
ISBN 978-89-7110-455-2(세트)
정가 10,000원

건강의학 솔루션 ❶

잘못 알려진 건강 상식

오카모토 유타카(岡本裕) 저 / 노경아 역 / 236면 / 정가 10,000원

『병의 90%는 스스로 고칠 수 있다』의 저자가 식생활, 영양, 의료, 질병에 관한 각종 '상식'을 철저히 파헤친다. 당신의 건강에 확실한 도움이 될 책!

건강의학 솔루션 ❷

치매정복 ―치매로부터 벗어날 수 있는 77가지 습관―

와다 히데키(和田 秀樹) 저 / 오시연 역 / 192면 / 정가 9,000원

계산력이나 기억력이 아니다! 치매에 걸리지 않는 뇌를 만들 때 정말 중요한 것은? 노년정신의학 전문가이자 국제의료복지대학 교수인 와다 히데키가 말하는 '뇌 안티에이징'

건강의학 솔루션 ❸

혈관이 수명을 결정짓는다

다카하시 히로시(高橋 弘) 저 / 이진원 역 / 200면 / 정가 9,000원

하버드대학 의학부 전 부교수이자 의학박사인 다카하시 히로시가 매일 간단한 식사법과 생활습관을 실천하여 2개월 만에 혈관나이를 젊게 되돌릴 수 있는 방법을 정리해 놓았다.

1%의 원리

탐 오닐(Tom O'Neil) 저 / 김효원 역 / 216면 / 정가 9,000원

이 책에서 제시된 굉장히 실용적인 활동 과제와 실제 사례, 그리고 특별히 설계된 30일 과정은 신이 1%의 원리를 일상생활에 적용하면서 삶을 온전하게 누릴 수 있도록 도와줄 것이다. 매일 1%씩 작은 변화를 만들어 가면서 당신은 더욱 위대하고 영속적인 성공을 이루게 될 것이다.

현장론 ―'비범한 현장'을 만들기 위한 이론과 실천―

엔도 이사오(遠藤 功) 저(와세다대학 경영대학원 교수) / 정문주 역 / 280면 / 정가 15,000원

'평범한 현장'과 '비범한 현장'의 차이를 밝힌다. 현장의 능력 격차는 지극히 크다. 탁월한 현장력으로 갈고 닦아 경쟁력의 주축으로 삼는 '비범한 현장'의 수는 결코 많지 않다. 대부분의 현장은 되는 일도 없고, 안 되는 일도 없는 수준의 '평범한 현장'이다. 개중에는 기업을 파탄으로 몰고 가는 '평균 이하의 현장'도 있다. 필자의 문제의식은 여기에 있다. 어째서 현장의 능력 격차는 이토록 큰가? 어떻게 하면 '평범한 현장'을 '비범한 현장'으로 전환할 수 있을까? 그것이 바로 이 책의 주제다.

부자동네보고서 ―부르주아 동네에서 펼쳐진 생드니 학생들의 연구―

니콜라 주냉(Nicolas Jounin) 저(전, 파리 생드니대학 교수) / 김보희 역 / 276면 / 정가 15,000원

이 책은 지배계층의 사회를 연구하며 펼쳐진 크고 작은 전투들을 신선하고 유쾌한 방식으로 엮어내고 있다. '상위'에 있는 자들이 '하위'에 있는 자들을 관찰하고 조사하던 익숙한 연구의 방향을 뒤집어보는 것, 이것이야말로 이 책이 던지고 있는 핵심적인 관점이다.